美学区单颗牙种植修复ABCD原则

ABCD PRINCIPLES FOR SINGLE IMPLANT PLACEMENT AND
RESTORATION IN THE AESTHETIC ZONE

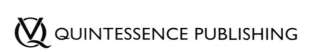

QUINTESSENCE PUBLISHING

Berlin | Chicago | Tokyo
Barcelona | London | Milan | Mexico City | Moscow | Paris | Prague | Seoul | Warsaw
Beijing | Istanbul | Sao Paulo | Zagreb

ABCD PRINCIPLES

FOR SINGLE IMPLANT PLACEMENT AND RESTORATION
IN THE AESTHETIC ZONE

美学区单颗牙
种植修复ABCD原则

撒悦 **主编**

史 也 杨静文 陈 惠 季 超 **副主编**

北方联合出版传媒（集团）股份有限公司
辽宁科学技术出版社
沈 阳

图文编辑

肖　艳　刘　菲　刘　娜　刘玉卿　杨　洋　曹　勇　张　浩

图书在版编目（CIP）数据

美学区单颗牙种植修复ABCD原则 / 撒悦主编. —沈阳：
辽宁科学技术出版社，2022.1（2022.9重印）
ISBN 978-7-5591-2266-7

Ⅰ.①美…　Ⅱ.①撒…　Ⅲ.①种植牙　Ⅳ.①R782.12

中国版本图书馆CIP数据核字（2021）第196767号

出版发行：辽宁科学技术出版社
　　　　　（地址：沈阳市和平区十一纬路25号　邮编：110003）
印　刷　者：辽宁新华印务有限公司
经　销　者：各地新华书店
幅面尺寸：210mm×285mm
印　　张：14.75
插　　页：4
字　　数：300千字
出版时间：2022年1月第1版
印刷时间：2022年9月第2次印刷
策划编辑：陈　刚
责任编辑：殷　欣　苏　阳　金　烁
封面设计：周　洁
版式设计：张　珩
责任校对：李　霞

书　　号：ISBN 978-7-5591-2266-7
定　　价：298.00元

投稿热线：024-23280336
邮购热线：024-23280336
E-mail:cyclonechen@126.com
http://www.lnkj.com.cn

主编简介 EDITOR

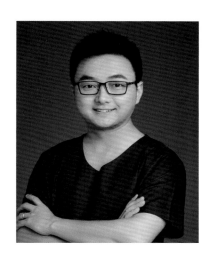

撒　悦

DDS，MD，PhD

荷兰Radboud大学和武汉大学双博士

武汉大学口腔医院修复科副教授，副主任医师，硕士研究生导师

国际口腔种植学会（ITI）专家组成员

国际口腔修复学会（ICP）会员

中华口腔医学会口腔修复学专业委员会委员

中华口腔医学会口腔美学专业委员会委员及全国青年讲师

全国卫生产业企业管理协会数字化口腔产业分会专家委员会常务委员

湖北省口腔美学专业委员会常务委员

武汉市中青年医学骨干人才

中华口腔医学会推荐的FDI继续教育英语讲师

经典文献微信公众号"Dr悦读"创办人及主理人

曾受国际口腔种植学会奖学金（ITI Scholar）资助，在美国Indiana大学种植中心进行种植和修复的高级研修；也曾多次赴美国、欧洲等地牙学院学习。近年来，一直从事种植、修复及美学相关的临床科研与教育工作，并担任多个知名种植系统的国际及国内资深讲师。主持多项国家级、省部级基金，以第一或通讯作者发表SCI文章20余篇，其余SCI和中文文章20余篇。曾多次在全国各类病例大赛中获奖，并荣获口腔医学青年教师授课技能大赛全国一等奖，武汉大学口腔医院青年教师授课技能大赛第一名，全国修复学会最佳论文奖，教育部博士研究生学术新人奖等多项荣誉称号。

副主编简介 ASSOCIATE EDITORS

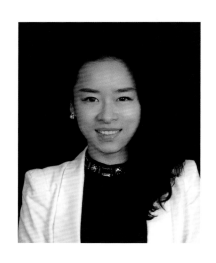

史 也

DDS，MS

纽约大学种植牙周科临床助理教授

美国牙周病学会认证牙周专科医生

国际种植牙科专科医师学会（ICOI）院士

美国骨结合临床创新以及全球口腔教育委员会委员

本科毕业于南京医科大学，硕士毕业于北京协和医学院（口腔修复学）。2014—2017年，于纽约大学进行种植临床培训；2017—2020年，于纽约大学进行牙周专科培训。是多个修复、牙周及种植学会会员。经常受邀参加国内和国际的讲座，并发表多篇SCI文章。

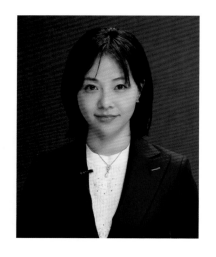

杨静文

DDS，PhD

北京大学口腔医院修复科

EAO认证种植医生

《Periodontal Surgery for Root Coverage: A Step-by-Step Guide》主编

北京口腔医学会数字化口腔医学专业委员会委员

2012年毕业于北京大学口腔医学院，获得博士学位；在北京大学口腔医院修复科工作至今。曾参加国内、国际病例比赛5次，且均进入决赛，其中3次获得头奖。发表科研论文10余篇。获得国家发明专利3项。

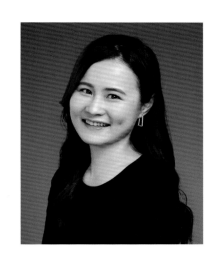

陈 惠

BDS，MDS，DClinDent，PhD，MRACDS

香港大学牙学院修复系临床助理教授

澳洲皇家牙外科学院（RACDS）认证修复专科医生

国际口腔修复学会（ICP）会员

澳大利亚修复学会（APS）会员

国际口腔种植学会（ITI）会员

2013年，毕业于上海交通大学口腔医学院，获得硕士学位。2014—2017年，获澳大利亚政府全额奖学金，于悉尼大学攻读理学博士学位。2017—2020年，继续于悉尼大学攻读临床修复专科。至今发表SCI文章8篇，单篇最高引用率220+，于多个国际会议发表口头汇报。

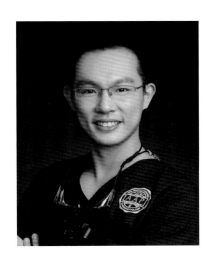

季 超

BDS，MS

香港执业牙医

美国牙周病学会认证牙周及种植专科医生

国际牙医师学院（ICD）院士

美国牙周病学会会员

国际口腔种植学会（ITI）会员

2012年，荣誉毕业于香港大学牙学院。2014—2017年，于美国马里兰大学攻读牙周专科，获生物医学科学硕士，牙周专科证书。2017年，获美国牙周病学会Richard J. Lazzara种植外科奖。2018年，获美国马里兰大学种植牙周修复学证书，并获"十大新香港杰出青年"称号。

编者名单 CONTRIBUTORS

主 编　撒 悦　武汉大学口腔医院

副主编　史 也　纽约大学牙学院

　　　　杨静文　北京大学口腔医院

　　　　陈 惠　香港大学牙学院

　　　　季 超　香港私人诊所执业

参 编　周 毅　武汉大学口腔医院

　　　　李 军　广州莲之花口腔

　　　　刘臣汉　澳门镜湖医院

　　　　荣 蓉　武汉大学口腔医院

　　　　胡礼群　武汉大学口腔医院

　　　　林廷云　武汉大学口腔医院

　　　　徐泽倩　武汉大学口腔医院

序一 FOREWORD

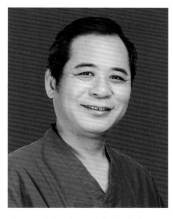

自Brånemark教授提出骨结合理论以来，口腔种植学获得了快速发展。尤其是近年来，伴随着种植相关技术、材料、理念、设备的飞速发展和人们物质生活水平的提高，种植修复已然成为了牙缺失患者的首选方案。尤其在美学区，种植修复能更好地恢复患者的美观、发音及功能。

如今，针对种植技术的专著、译作大量出版，增强了临床医生对于种植的信心，也帮助更多的口腔医生进入了种植的领域。然而实际上，无论是刚接触种植修复的医生，还是经验丰富的专家教授，美学区从来都没有简单的临床病例。要获得美学区种植修复的最终成功，需要对生物学原则、外科原则、美学原则和修复原则有综合的考量。

由武汉大学的撒悦医生、纽约大学的史也医生、北京大学的杨静文医生以及香港大学的陈惠医生和季超医生所组成的青年学者主创团队将视野聚焦于美学区单颗牙种植修复这一美学区种植中占比最高也是最重要的一种形式。并以此为核心，遵循循证医学的证据，对美学区种植所涉及的经典文献进行了充分的梳理，并在临床实践中加以应用。他们对重要的知识点进行总结，用ABCD开头的英文单词进行知识点串联，方便读者记忆理解。整本书条理清晰、层次分明，收集的病例资料也图文并茂、详略得当。本书从理论梳理到临床实践，引导读者在不同种植时期做出合理的种植修复计划，得到不同临床情境下的解题思路。

感谢这一支青年学者团队的分享，笔者将《美学区单颗牙种植修复ABCD原则》这本书推荐给口腔种植修复医生，相信他们能从中获得有用信息，更好地服务于患者。

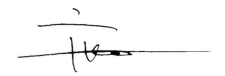

中国医学科学院北京协和医院教授
主任医师，博士研究生导师
北京口腔种植培训中心（BITC）首席教官
中华口腔医学会口腔种植专业委员会主任委员

序二 FOREWORD

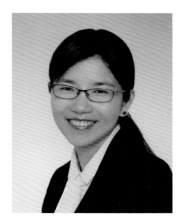

种植义齿修复，一直是牙列缺损修复的重要组成部分。近年来，随着生活水平的提高，人们对义齿的美观和功能要求日益提高，种植义齿修复也越发受到患者的青睐。

作为修复科医生，面对美学风险高的前牙区种植修复，如何对缺牙的患者设计美、创建美、维持美是我们每天在临床上都要思考的重要问题。如何做术前的评估检查？制订什么样的种植计划？术后如何修复？不同的材料最终的美学修复效果如何？这些问题十分重要，也环环相扣，贯穿整个种植修复的过程。

本书是由我科撒悦副教授和来自纽约大学、香港大学、北京大学等一批接受过良好训练的青年医生共同完成。他们都有海外留学交流的背景和扎实的基本功，都对国际上经典的种植及修复文献有深刻的理解。因此，他们采用了遵循经典文献理论结合实战病例的形式对上述问题一一进行回答，并将关键知识点用ABCD开头的英文单词进行梳理串联，方便大家理解记忆。同时，他们没有选择繁杂多样的美学区种植修复，而是聚焦于单颗牙种植修复这一切入点，使得对美学区种植望而生畏的医生们从单颗牙入手找到突破口，并以此类推、举一反三、触类旁通。为了方便大家理解，主创团队还精心手绘了各种示意图，向读者们展示了重要知识点的精髓。

感谢撒悦副教授及其优秀青年医生团队的无私分享，笔者将《美学区单颗牙种植修复ABCD原则》这本书推荐给广大的口腔临床工作者，相信它能给临床工作带来帮助！

武汉大学口腔医院修复科主任
教授，主任医师，博士研究生导师
中华口腔医学会口腔修复学专业委员会副主任委员
中华口腔医学会口腔美学专业委员会候任主任委员

前言 PREFACE

从Brånemark教授时代至今，种植义齿修复因其稳定、舒适的治疗效果，受到了患者的广泛青睐。经过多年的发展，如今口腔种植修复无论是基础科研还是临床研究都呈现出空前繁荣的状态，越来越多的医生开始关注种植，开展种植。而随着生活水平的提高和患者对于美学要求的日益增高，美学区种植修复成为近年来的热议话题。

美学区单颗牙的种植修复是整个美学区种植中占比最高也是最重要的一种形式，掌握美学区单颗牙种植修复的治疗对多颗牙缺失、连续缺失，甚至全牙列缺失的种植修复都有非常重要的意义。然而，即便是美学区单颗牙种植也属于高风险的治疗方式，加之美学并发症的出现，令很多医生望而却步。那么美学区单颗牙种植到底应该如何做？有哪些注意点？如何获得良好的美学结果并避免并发症的发生？这是包括笔者自己在内的很多临床医生在临床实践和学习过程中都非常关心的问题。

追踪经典文献、遵循循证证据、尊重生物学原则是所有种植规范治疗的基础。认真回溯经典理论知识并将其运用于临床，是临床医生提高技能的绝佳途径。笔者通过消化吸收美学区种植的经典理论知识，复盘令人满意的美学结果和令人沮丧的并发症背后的逻辑，同时结合自身临床实践，归纳总结出了美学区单颗牙种植修复治疗的ABCD原则，希望通过这样的方式帮助大家更好地理解、记忆、掌握美学区单颗牙种植的关键知识点，并在临床上加以实践，以便更好地为患者服务，提高治疗的满意度。

何谓ABCD原则？根据术前诊断决策和实际种植治疗过程，各自有不同的含义。

首先，在术前诊断决策中，ABCD原则代表：

A：Assessment Principle，评估原则。 系统风险因素、局部风险因素、美学风险因素的收集和分析是做出正确诊断与治疗计划的基础。因此，"谋定而后动"，准确获取患者信息、做好患者术前评估非常重要。

B：Biological Principle，生物学原则。 "Implant replaces the tooth" "Implant transits from the tooth" ——种植体是天然牙的替代方式，是由天然牙缺失后过渡而来的修复方式。因此，了解牙齿以及周围骨和软组织的生物学特征至关重要。牙齿缺失后牙槽嵴和软组织会发生怎样的生物学变化？种植体植入后其周围的软硬组织又会有什么样的生物学表现？这些问题背后的基础知识和逻辑建立非常重要，它可以帮助我们做出理性判断，给患者带来更好的治疗体验。

C：Cosmetics & Crown Principle，美学修复原则。 现代种植学以修复为导向，患者最终的目的也绝不仅仅只是获取种植体，冠修复对最终的美学效果至关重要。那么如何进行临时义齿修复？如何获得令人满意的穿龈轮廓？应选择什么材料进行最终修复？这些都是美学区单颗牙种植的重要问题。

D：Decision Principle，决策原则。在前述原则的基础上，如何合理地制订治疗计划？在哪些时机进行干预？各个不同种植时机的适应证和禁忌证是什么？各自的优缺点又是什么？这些种植计划和决策中的"边界"问题对之后的治疗意义重大。"正确的方向远比无用的勤奋要更加重要"。

而在种植修复治疗中，ABCD原则代表：

A：Alveolar Socket Management，拔牙窝的处理原则。不同临床条件对于拔牙窝的处理原则不一样。如何在实际操作中根据不同的种植时机对拔牙窝做出合理的处理，对后期的治疗至关重要，好的处理会使后期的种植难度大大降低，也可以尽量避免并发症的出现。

B：Bony Housing Management，骨弓轮廓的处理原则。骨是种植的基础，然而并不是每个病例都有理想的骨条件。而正相反，由于拔牙后唇侧骨板的塌陷，美学区种植通常会面临不同类型的骨缺损。何谓有利型骨缺损？何谓不利型骨缺损？该如何处理才能有较好的预后？这些也是美学区种植中值得思考的问题。

C：Consideration of Soft Tissue Augmentation，软组织增量的考量原则。众所周知，要获得好的美学效果，粉色美学和白色美学同等重要。是否考虑在美学区种植中进行软组织增量？增量效果如何？一期、二期手术切口的设计对种植体周软组织有没有影响？是近年来众多学者和临床医生都很关注的话题。

D：Design & Delivery of the Prosthesis，修复体的设计和戴牙原则。经过了前序的诊断、外科治疗以及漫长的骨结合，戴入患者口中的修复体非常重要，也是几乎所有患者评价最终美学修复效果的依据。怎么设计？采用何种固位方式？数字化新技术的革新能给美学区种植带来哪些便利？这些都是在种植修复中不可避免的关键问题。

要讲清楚上述的ABCD原则其实并不容易。因此，笔者尝试对本书采用经典文献循证回顾和临床病例相结合的方式进行呈现。针对术前诊断决策中的ABCD原则，笔者将对各自的重点内容进行综述回顾，厘清重点知识并在文中相应位置给出所参阅的经典文献和书籍，方便读者就感兴趣的话题进行进一步的深入阅读。而针对实际治疗中的ABCD原则，将采用典型病例报告的形式，将ABCD原则融入具体病例中进行归纳阐述，并同时对一些仍有争议的问题提出开放性讨论，希望通过这样的形式给读者带来更好的阅读体验。

本书的主创团队是一批接受过良好训练且具有海外求学经历和国际视野、乐于分享的口腔医生。在成长的过程中，有幸得到众多师长、学者的引路、教导和无私帮助，我们心怀感激。希望我们能以他们为榜样，在学习求索的路上，为众多的口腔同行贡献自己的绵薄之力。同时，我们也十分感谢辽宁科学技术出版社以及精萃出版集团中国分公司给我们提供的宝贵机会，让我们可以对经典知识和临床工作进行归纳整理并分享给更多的口腔医生，与大家多多交流、共同进步！

在本书编写过程中，难免有些地方考虑不周，希望大家多提宝贵意见，在此深表谢意！

2021年9月

目录 CONTENTS

Ⅰ. 种植诊断决策中的 ABCD原则

ABCD principles in diagnostic and
treatment planning phases of implant

第1章

美学区单颗牙种植修复的现状和趋势

Single implant rehabilitation in the aesthetic zone: current status and trends

众所周知，在现代种植学发展最开始的几十年中，人们主要关注和研究如何提高种植体的骨结合效果。最初的种植治疗是以重建无牙颌患者的咀嚼和功能为目标开展。随着引导骨再生（Guided Bone Regeneration, GBR）技术的出现和推广，种植的适应证逐渐由全牙列缺失扩展到部分牙列缺失。而近年来，随着人们生活水平的提高和对美的关注程度日益增高，美学区单颗或多颗牙缺失的种植成为了当今的热议话题。

何谓美学区？这是需要明确的第一个问题。一般的观点认为，美学区是指患者在大笑时可以被看见的牙和牙槽嵴部分，通常位于两侧的第一前磨牙或第二前磨牙之间[1]。但也有学者认为，只要对患者有美学重要性的牙和牙槽嵴都属于美学区[2]。无论哪种定义，由于最终修复体的呈现与患者的容貌、微笑、交谈等息息相关，美学区种植对于医生和患者都非常重要，美学区种植的结果和成功率也自然受到很大的关注。

通常，学者们用种植体的骨结合效果，即种植体的留存率来评价种植体的成功以及长期的临床效果。然而，随着人们对于美学区种植研究的日益深入、对美学风险评估的日益重视以及美学评价体系的日益完善，现代观点普遍认为美学区种植体的成功率和非美学区种植不同，无法简单通过种植体留存率来体现。美学区成功的种植修复应包括种植体良好的骨结合以及种植体和修复体周围美学环境的良好协调，比如稳定的骨和软组织状态、协调的白色美学和粉色美学以及健康的种植体周状况等[3-4]。除此之外，临床医生在进行美学区种植时还应该尽量达到以下目标：

（1）应从一个中长期的眼光去分析软硬组织的稳定性，使患者获得长期稳定的、可预测的美学效果[5]。

（2）使患者在愈合期及功能期有低的美学风险及并发症[6-7]。

（3）采用尽量少的手术干预，减少患者痛苦。

（4）在不影响治疗效果的前提下，尽量缩短患者的治疗周期。

（5）采用性价比高的治疗方式，尽量减轻患者的经济负担[8]。

由此可见，美学区种植属于较高风险的种植治疗方式。要想获得美学区种植的成功，对于临床医生而言无疑是一种挑战。

美学区单颗牙的种植修复是非常常见的一种临床状况[9]。这一方面得益于人们口腔保健意识的提高，避免了大范围的牙齿脱落；另一方面是随着现代物质生活水平的提高和精神生活的丰富，人们普遍不能接受长时间牙齿的缺失对美观造成的影响，也不愿意接受舒适程度低的活动义齿和对健康邻牙侵入程度高的固定桥修复来恢复美观。据笔者自身的临床感受，单颗牙种植占到所有种植几乎一半的比例。而在美学区，单颗牙种植的比例更高。在临床研究、病例报告、组织学评价中，单颗牙种植也是被讨论最多的一种临床状况[8,10-11]。

通过文献回顾不难发现[12-13]，美学区单颗牙种植存在美学并发症的风险。据统计，有4%~16%的患者可能会出现术后的美学问题，其中最常见的是牙龈退缩[14-16]。曾有报道表明，61%的患者会出现唇侧至少1mm的黏膜退缩，严重者甚至会露出下方的金属基台[17]。除此之外，龈乳头的缺失、种植体边缘的暴露、种植体周围炎、不合理的种植位点以及颜色形态等不满意的修复效果都是美学区单颗牙种植常见的并发症[12-13]。由此可见，掌握正确的适应证、选择合适的时机进行种植、规范术中操作、优化术后修复，才可能获得令人满意的美学效果。

纵观整个美学区种植的发展不难看出，人们对于美学区种植的研究逐步深入。从最开始简单的单一临床病例报告到后来的长期回顾性临床研究，再到多中心临床研究和系统综述、Meta分析等，证据级别和可靠性不断提高，与之相关的基础实验也不断丰富。这些研究深入探讨了拔牙后牙槽窝的生物学变化和种植后软硬组织的生物学表现，为美学区单颗牙种植修复奠定了坚实的基础。除此之外，近年来无论是手术方式还是修复方式，都逐渐回归到以患者为中心的治疗理念，加上数字化等新技术的介入，使得整个美学区种植修复更加微创化、个性化、便捷化和精确化。相信在未来，美学区单颗牙种植修复会取得越来越好的效果，给患者带来更好的治疗体验。

（撒悦）

参考文献

[1] Testori T, Weinstein T, Scutella F, et al. Implant placement in the esthetic area: criteria for positioning single and multiple implants[J]. Periodontol 2000, 2018, 77(1):176–196.

[2] Buser D, Belser UC, Wismeijer D. Implant therapy in the esthetic zone: single–tooth replacements[M]. Vol 1. Berlin: Quintessence Publishing, 2019.

[3] Tettamanti S, Millen C, Gavric J, et al. Esthetic evaluation of implant crowns and peri–implant soft tissue in the anterior maxilla: Comparison and reproducibility of three different indices[J]. Clin Implant Dent Relat Res, 2016, 8(3):517–526.

[4] Wittneben JG, Buser D, Belser UC, et al. Peri–implant soft tissue conditioning with provisional restorations in the esthetic zone: the dynamic compression technique[J]. Int J Periodontics Restorative Dent, 2013, 33(4):447–455.

[5] Buser D, Dahlin C, Schenk RJCQ. Guided bone regeneration[M]. Chicago: Quintessence Publishing, 1994.

[6] Kan JY, Rungcharassaeng K, Lozada JL, et al. Facial gingival tissue stability following immediate placement and provisionalization of maxillary anterior single implants: a 2– to 8–year follow–up[J]. Int J Oral Maxillofac Implants, 2011, 26(1):179–187.

[7] Cosyn J, Eghbali A, Hermans A, et al. A 5–year prospective study on single immediate implants in the aesthetic zone[J]. J Clin Periodontol, 2016, 43(8):702–709.

[8] Buser D, Chappuis V, Belser UC, et al. Implant placement post extraction in esthetic single tooth sites: when immediate, when early, when late?[J]. Periodontol 2000, 2017, 73(1):84–102.

[9] Brugger OE, Bornstein MM, Kuchler U, et al. Implant therapy in a surgical specialty clinic: an analysis of patients, indications, surgical procedures, risk factors, and early failures[J]. Int J Oral Maxillofac Implants, 2015, 30(1):151–160.

[10] Chen ST, Buser D. Clinical and esthetic outcomes of implants placed in postextraction sites[J]. Int J Oral Maxillofac Implants, 2009, 24 Suppl:186–217.

[11] Chen ST, Buser D. Esthetic outcomes following immediate and early implant placement in the anterior maxilla—a systematic review[J]. Int J Oral Maxillofac Implants, 2014, 29 Suppl:186–215.

[12] Bashutski JD, Wang HL. Common implant esthetic complications[J]. Implant Dent, 2007, 16(4):340–348.

[13] Morton D, Chen ST, Martin WC, et al. Consensus statements and recommended clinical procedures regarding optimizing esthetic outcomes in implant dentistry[J]. Int J Oral Maxillofac Implants, 2014, 29 Suppl:216–220.

[14] Ekfeldt A, Carlsson GE, Borjesson G. Clinical evaluation of single–tooth restorations supported by osseointegrated implants: a retrospective study[J]. Int J Oral Maxillofac Implants, 1994, 9(2):179–183.

[15] Jemt T, Laney WR, Harris D, et al. Osseointegrated implants for single tooth replacement: a 1–year report from a multicenter prospective study[J]. Int J Oral Maxillofac Implants, 1991, 6(1):29–36.

[16] Rangert B, Gunne J, Glantz PO, et al. Vertical load distribution on a three–unit prosthesis supported by a natural tooth and a single Branemark implant. An in vivo study[J]. Clin Oral Implants Res, 1995, 6(1):40–46.

[17] Oates TW, West J, Jones J, et al. Long–term changes in soft tissue height on the facial surface of dental implants[J]. Implant Dent. 2002, 11(3):272–279.

第2章

美学区单颗牙种植修复的评估原则

Assessment principles of single implant rehabilitation in the aesthetic zone

评估原则（Assessment Principle）是美学区单颗牙种植诊断中最开始，也是最重要的一步。要做好美学区单颗牙的种植修复，需要在治疗前认真对患者做全面的系统风险因素评估、局部风险因素评估和美学风险因素评估，以便为后序的治疗奠定基础。

系统风险因素评估

全面了解患者的主诉和病史是制订治疗计划的第一步，这需要临床医生迅速辨别出可能影响治疗计划的系统风险因素。临床过程中可从以下几个方面对患者病史进行系统评估：

· 年龄。
· 主诉及预期。
· 社会经济地位及心理状况。
· 口腔卫生状况。
· 口腔既往病史。
· 吸烟史。
· 系统病史及药物治疗。

1. 年龄

一般认为，年龄并不是种植体周围骨丧失的重要风险因素。患者年龄与种植体失败率之间没有统计学上显著的相关性[1-4]。虽然老年患者可能会有更多系统性疾病且更有可能受到医源性损伤，但是年龄本身并不是风险因素，大多数种植体生存率的纵向研究并没有把年龄上限作为研究对象的排除标准之一。笔者在临床上成功治疗过众多高龄患者，建议临床医生在接诊时谨慎对待患有系统性疾病的老年患者，在预约种植手术前充分咨询患者用药史，以便做出适当的治疗计划。

对另一个特殊的年龄组人群——仍处于生长发育阶段的儿童和青少年来说，过早植入种植体则确实可能会由于颌骨的持续生长而诱发潜在的问题。对因外伤导致牙齿缺失或侧切牙先天缺失的年轻人来说，牙种植体的确有助于缺牙的

修复，但种植体与周围骨组织一旦形成骨结合后，便不会与周围牙槽骨共同生长。由于种植体位置不变的这一潜在有害影响，临床上强烈建议在颅面部生长发育停止或几乎完成后再植入种植体[5]，而颅面部随年龄持续生长的话题也成为近年来成年人种植的关注焦点。近年来，有一些研究表明种植修复体与邻牙咬合曲线不一致会逐渐导致邻牙接触点变松甚至丧失[6-7]。因此，颅面的终生生长可能会导致美学区单颗牙种植的功能和美观问题，如有必要，需要在临床上进行调整，如更换种植体修复体、调整天然牙，甚至是需要手术移除种植体并重新植入，这些可能的风险都需要在进行临床决策前向患者充分说明。

2. 主诉及预期

美学区种植的患者通常会对最终的美学效果有强烈的期望，这些都是正常且可以理解的。但有些患者的期望可能过高，并不符合医生对临床情况的真实评估。医生不应该拒绝对这类患者进行治疗，但更重要的是，需要和患者进行充分沟通，使其理解实际条件下能达到的美学效果，并避免进行任何不可逆的治疗。

相比于手术治疗，有些患者可能更倾向于选择非手术治疗，并且希望治疗周期尽可能地缩短，医生在进行临床决策时也应考虑到这些患者的诉求。例如，图2.1中患者左侧中切牙有种植体失败史，虽然进行了多次的植骨及软组织手术恢复了其左侧的龈缘，使之与右侧中切牙一致，但是左侧中切牙与侧切牙之间的龈乳头仍有缺失。患者由于已进行了多次手术，于是倾向于选择非手术的方式改善美学效果。所以医生最终选择了粉色牙龈瓷的修复方式达到了患者满意的效果。图2.2中患者存在左上中切牙垂直向的软硬组织丧失，患者拒绝进行植骨和软组织增量手术，而最终也选择用粉色牙龈瓷的方式来恢复美观。通过以上两个例子不难发现，只有当患者需求与疾病的客观评估和预期的治疗结果相平衡时，才能达

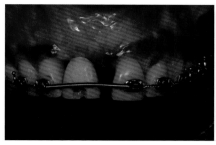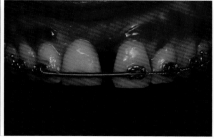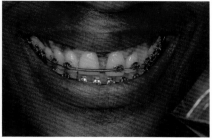

图2.1 通过牙龈瓷来恢复11、12之间的龈乳头。（图片由史也医生提供）

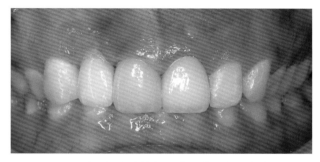

图2.2 12通过牙龈瓷来恢复垂直向软硬组织丧失。（图片由撒悦医生提供）

到对该患者的最佳治疗结果。因此，在进行评估时，必须认真考虑患者的期望，以达到与临床条件一致的效果。

3. 社会经济地位及心理状况

初诊时，通过对话了解患者的社会经济地位及心理状况有利于后续的诊疗。了解患者的职业可以提示医生该患者对口腔健康的重视程度和工作时间表，以及患者是否在经济上准备接受种植牙治疗和未来对种植牙的维护，甚至是对种植牙并发症的持续治疗。为了达到种植体的长期稳定，患者需要积极参与预防种植体周围疾病，并在必要时对种植体周围疾病进行治疗。对口腔治疗不理解、没有同理心或个人事务繁忙的患者，可能不会积极配合预约复诊和种植维护，进而导致潜在的并发症。

有些患者可能有心理问题，如牙科焦虑症、强迫症和应激反应等。这类患者在开始种植治疗

前的沟通十分关键，必要时可推荐心理医生对其疏导。治疗时，如果患者过于紧张，可以考虑其他治疗手段（如口服或静脉注射镇静药物等）帮助其缓解压力，完成治疗。

4. 口腔卫生状况

口腔卫生状况与种植体周围炎之间有显著的相关性[8]。尽管种植体周围炎有多种病因，但不良或不正确的口腔卫生习惯都会导致菌斑的堆积，而菌斑是种植体周围炎最重要的病因。牙种植体一旦暴露于口腔的微生物环境中，便会发生微生物定植。在口腔卫生状况不佳的位置，附着在种植体表面的菌斑微生物群会产生菌斑相关的炎性软组织浸润。其中，龈下菌斑被认为是引发和维持种植体周围疾病及随后的牙槽骨吸收的主要病因之一[9]。临床试验表明，种植位点与天然牙暂停口腔卫生措施3周后累积的菌斑量产生相似或产生更强烈的炎症反应[10-11]。2017年的世界牙周研讨会依据所有的文献依据得出结论：菌斑控制不良和缺乏常规维护复诊是种植体周围炎的风险因素/指标[12]。因此，种植修复患者采取正确的口腔卫生措施非常重要。如在初诊时发现患者口腔卫生状况及习惯欠佳，应对其进行教育及沟通，以改善口腔卫生。如果不能达到良好的口腔卫生环境，则建议用其他方法代替种植治疗。

5. 口腔既往病史

口腔既往病史包括患者的既往口腔问题、接

受的口腔治疗及口腔维护的就诊次数，它不仅提供了有关患者的口腔既往病史，也可以侧面反映患者对口腔健康的重视程度以及对医生的专业指导的依从性。这种情况下，任何有关于既往修复治疗和牙周治疗的信息都非常重要。患者口内有大量复合树脂或人工牙冠修复体则提示有龋病的高风险。烤瓷冠等修复体的脱落可能提示患者存在口腔副功能或磨牙症（图2.3）。由于牙周炎或种植体周围炎是导致种植失败的风险因素之一，牙周炎或任何牙周治疗病史都非常重要。即使患者既往无牙周治疗史，医生也必须检查牙周炎的症状或体征，如是否存在牙齿活动度增加、牙齿移位、牙龈出血、食物嵌塞以及因松动而导致的牙齿脱落等，以便医生在治疗前做出准确判断。

6. 吸烟史

　　吸烟与天然牙列的牙周骨吸收密切相关，是种植体周围骨吸收的潜在风险因素。吸烟对牙周组织和种植治疗的影响机制如下：

　　（1）创造了有利于病原体在浅层位点定植的微环境。

　　（2）抑制成纤维细胞的生长、附着和胶原的合成。

　　（3）血液流动和血管供应的慢性减少。

　　（4）破坏固有和适应性免疫应答，如中性粒细胞功能的变化、抗体的产生、对细胞因子和生长因子的负面影响[13]。

　　基于以上机制，吸烟可能会对多种手术（如种植、上颌窦提升、骨移植、软组织和牙周手术）的结果产生负面影响[14-17]。一些横断面研究显示，吸烟者发生种植体周围炎的OR值从2.7到31.6不等[18-20]。而大多数文献都未能发现吸烟与种植体周围炎之间的联系。这一矛盾可能与不同研究对吸烟者和非吸烟者的定义标准不同有关。此外，吸烟状况的评估是基于患者口述的信息，这可能并不准确。因此，2017年的世界牙周研讨会做出结论：目前尚无确凿证据表明吸烟是种植体周围炎的风险因素/指标[12]。

　　尽管根据现有文献，吸烟并不是种植治疗的禁忌证，但文献中报道吸烟者的种植体周围炎和种植失败的发生率更高。因此，评估患者吸烟史是考虑是否选择种植治疗的重要步骤。

7. 系统病史及药物治疗

7.1 糖尿病

　　近年来，我国糖尿病患病率逐年上升，调查

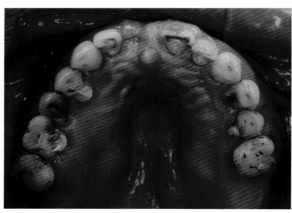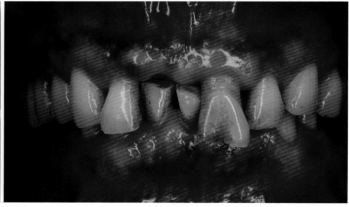

图2.3　有磨牙症和咬合关系不良的患者要求种植，风险很高。（图片由杨静文医生提供）

数据显示，我国总体糖尿病患病率为9.7%，即全国糖尿病总患病人数约为1.2亿人。预测2040年中国糖尿病患病人数将达到1.51亿人。糖尿病与牙周炎的双向机制已经确定其互为风险因素[21]，但糖尿病对种植体周围组织的影响机制目前还未阐明。

一些学者认为，糖尿病患者患种植体周围炎的风险较高，但也有一些研究并不支持这一观点。因此，2017年的世界牙周研讨会指出：现有证据不足以确定糖尿病是否是种植体周围炎的风险因素/指标[12]。

虽然糖尿病并不是种植治疗的严格禁忌证，但未控制良好的糖尿病不利于创口愈合：糖尿病患者巨噬细胞功能亢进，炎症反应增加。晚期糖基化终产物的积累改变了胶原的新陈代谢，使胶原纤维更容易被破坏。糖尿病患者血管壁厚度增加，可能使得氧气和营养物质的运输减少。这些原因都会导致糖尿病患者伤口愈合不佳。因此，在进行手术预约前评估糖尿病患者的糖化血红蛋白水平非常重要。正常人的糖化血红蛋白指标<5.7%，≥6.5%则是诊断糖尿病的标准之一。国内指南显示，既往糖尿病病史明确的患者，糖化血红蛋白≤7%属于血糖控制良好，7%~8.5%提示血糖控制不佳，>8.5%则建议考虑推迟非急诊手术。对于普通手术要求糖化血红蛋白<8.5%[22]。

7.2　其他系统性疾病

糖尿病以外的系统性疾病与种植体周围炎的相关性研究很少，因此这些疾病与种植体周围炎是否相关目前尚未阐明。有文献报道了心血管疾病、类风湿关节炎、骨质疏松症、骨量减少、放化疗等会增加种植体周围炎的发生率，但也有文献报道，未发现这些疾病与种植体周围炎的相关性[19,23]。目前，糖尿病以外的系统性疾病与种植体周围炎之间关系尚未确定的原因可能有：

（1）在大多数研究中，系统性疾病只是评价因素之一，产生的影响可能被其他主要因素（如牙周炎等）消减。

（2）目前流行病学和研究尚未统一种植体存活和种植体周围炎的标准。

（3）大多数研究是回顾性研究，研究结果需要进行病例对照研究进行验证。

糖尿病以外的系统性疾病可能并不会影响种植体的长期稳定性，但一些治疗系统性疾病的药物可能会对种植治疗产生影响。其中，需要格外注意的是用于治疗骨质疏松症、多发性骨髓瘤和转移性乳腺癌的药物——双膦酸盐。研究显示，该药物的作用机制为抑制破骨细胞活性，可能导致种植失败以及双膦酸盐相关性颌骨坏死（Bisphosphonate Related Osteonecrosis of the Jaw, BRONJ）。用药时间、途径（口服或静脉注射）、双膦酸盐的类型和药物剂量都会影响BRONJ的发生。2018年的一篇系统回顾认为，口服双膦酸盐的患者在有预防措施（比如适当的停药期、术前及术后的口腔维护、抗菌漱口水及预防性抗生素的使用）时接受种植治疗是安全的。静脉注射双膦酸盐治疗的患者发生BRONJ的可能性似乎更高[24]。同时，由于骨坏死和骨丢失在6~68个月之间都有可能发生，临床上也建议延长接受双膦酸盐治疗患者的随访时间[25]。

由于糖尿病以外的系统性疾病作为种植体周围炎的风险因素/指标的证据非常有限，所以这些疾病并不是种植治疗的禁忌证。尽管如此，临床医生仍然有必要与患者进行充分交流，并告知患者种植失败和未来种植体周围炎发展的风险。

局部风险因素评估

进行系统风险因素评估后，局部风险因素评估有助于医生进一步确定患者是否适合种植治疗。局部风险因素主要包括修复和牙周两方面的考量。

1. 修复考量

1.1 修复空间

充分的近远中修复空间对于美学区单颗牙种植的美观效果和相邻牙齿的邻间软组织健康来说非常必要。由于种植体周围的骨组织在骨结合过程中会发生骨改建，因此建议种植体与邻牙之间保持安全距离。一般来说，种植体与邻牙的距离应至少为1.5mm。当种植体与邻牙之间的距离小于1.5mm时，任何与微间隙或生物学宽度相关的种植体骨丧失都会导致邻牙位点骨高度降低[26]，从而导致邻牙龈乳头退缩等美学并发症的发生[27]。缺失牙齿的大小同时决定了所选择种植体的尺寸，大多数公司可以提供的两段式种植体的最小直径约为3mm。考虑到安全距离为1.5mm，因此植入两段式种植体的近远中缺牙距离应至少大于6mm。对于近远中间隙不足的患者，应在植入种植体前考虑进行正畸治疗。

适当的咬合距离对种植修复体来说也很重要。Misch提出的概念"牙冠高度空间"（Crown Height Space, CHS）指从牙槽嵴顶到后牙区的咬合平面和前牙区的切牙切缘的距离[28]。螺丝固位种植修复体的CHS最小值约为4mm，粘接固位种植修复体的CHS最小值为7mm[29]。这个数值考虑到了生物学宽度、修复体的基台最小宽度、咬合材料强度、美观以及修复体周围的卫生情况（图2.4）。然而，前牙缺失时，咬合距离与直接测量的数值并不一致。有时还需要制取诊断模型并在𬌗架上来检查修复空间是否足够。例如，安氏Ⅱ类2分类的患者的前导会更陡，且前牙覆𬌗也更大。这些情况下，前牙受力大大增加，随之修复体的机械和生物力学并发症的发生率也会大大增加[30]。因此，这也就意味着在进行种植治疗之前，患者需要接受正畸或正颌手术治疗，否则将视为种植的禁忌证。

事实上，前牙区由于天然牙的高度通常有足够的垂直向咬合空间。如果前牙区咬合空间受限，那很有可能预示着垂直高度的降低或丧失。其原因可能是后牙区长时间牙列缺失或严重的磨牙症。垂直高度的降低大大增加了修复体的失败率，甚至可能影响到种植体的成功率。实际上，垂直空间有限时，上颌前牙缺失的所有修复方案无论是种植还是传统固定修复，都会变得更加复杂。因此，前牙缺失时应在制订治疗方案前确定并重建垂直高度。

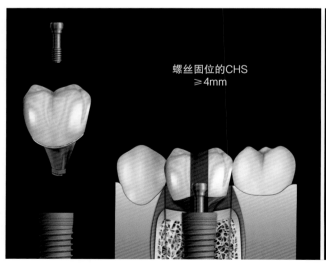
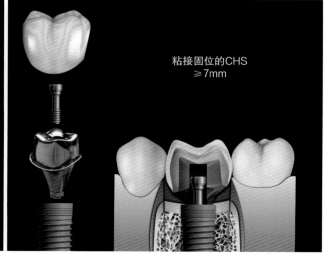

螺丝固位的CHS ≥4mm

粘接固位的CHS ≥7mm

图2.4　螺丝固位和粘接固位的CHS。

1.2　咬合功能异常

判断患者是否有咬合功能异常是种植风险评估中的关键步骤之一。其中，磨牙症最为常见，常表现为水平方向上在非生理条件下的牙列运动所造成的牙体磨损[31]。对磨牙患者来说，磨牙过程中产生的𬌗力显著大于正常的生理咀嚼负荷。磨牙症可能对牙齿、肌肉、关节、骨骼、种植体及修复体造成影响，其症状可能包括反复头痛、醒来后下颌不适、牙齿折断或修复史、反复脱落的修复体等[32]。医生可以从初诊的对话及患者的牙科病史中获得这些相关信息用于辅助诊断磨牙症。

诊断磨牙症最简单的方法是评估牙齿的磨损情况。根据牙齿的磨损程度，可将磨牙症进一步分为无症状、轻度、中度和重度。无症状患者前牙没有磨损；轻度磨牙症前牙有轻微磨损，但不影响美观；中度磨牙症前牙切缘可见明显磨损面，但后牙无磨损；重度磨牙症由于过度磨损导致前牙切导缺失，后牙磨损明显。磨牙症严重程度从中度到重度的变化过程中，后牙区的牙齿磨损最为明显且在此过程中逐渐加重[30]。

磨牙症并非是种植修复的绝对禁忌证，但磨牙症或紧咬牙等口腔咬合功能紊乱会影响种植修复的远期效果，易造成修复体并发症甚至种植体周围骨丧失。因此，医生应意识到患者口腔咬合功能的紊乱并对此进行诊断和治疗。

2. 牙周检查

根据2017年的世界牙周研讨会，以现有的文献包括临床及横断面研究可得出结论，牙周炎病史是种植体周围炎的风险因素[12]，其机制可能是牙周病原体会扩散到种植部位。研究表明，牙周炎和种植体周围炎可能存在这种扩散现象，且二者具有类似的微生物群，如牙龈卟啉单胞菌、金黄色葡萄球菌、中间链球菌、缓症链球菌、福赛坦氏菌等[33-34]。此外，种植体周围软组织的组成与天然牙不同。由于缺乏半桥粒和垂直排列的纤维结缔组织等紧密连接，种植体周围软组织更容易受到炎症的侵袭。

牙周炎不仅对仍有余留牙的患者产生负面影响，因牙周炎失去牙齿的无牙颌患者口腔也可能留存牙周炎病原体。这也就可以解释无牙颌患者口腔颊细胞周围存有牙周炎病原体的现象了。因此，无牙颌患者患种植体周围炎的风险并不会降低[35-36]。

由于牙周炎和种植体周围炎之间有着非常密切的联系，通过牙周检查表和全口X线片检查来确定患者的牙周状况尤为重要。如果患者有任何广泛型或局限型的活动性牙周疾病，应在种植治疗前进行序列牙周治疗。

美学风险因素评估

对于美学区单颗牙的种植修复，美学风险评估自然是重中之重。临床医生应充分理解，尽管患者的主诉是修复缺失牙，但对患者的美学风险评估应从整体的修复效果着眼而不是单纯局限于缺失牙。

1. 术前美学分析指标

1.1　笑线

患者自然、灿烂的微笑决定了上颌笑线的位置。Tjan等[37]在1984年发表的经典文献将人群按照上颌笑线位置分为3种类型：低笑线、中笑线和高笑线（图2.5）。微笑时，低笑线的人上前牙显露量少于75%；中笑线的人上前牙显露量在75%～100%之间，且牙龈只露出牙间乳头；高笑线的人显露出上颌前牙的全长、所有的牙间乳头并可见一条连续的牙龈带。成年人中大约有70%为中笑线，高笑线与低笑线的比例分别约为10%和20%。

对于高笑线或主诉为"露龈笑"的患者，应仔细评估其病因。潜在的病因可能是上唇较短或活动度过大、上颌骨过度生长和被动萌出

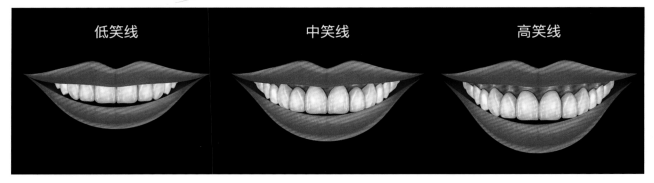

图2.5 不同笑线示意图。

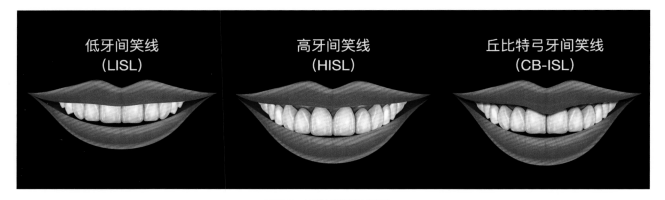

图2.6 牙间笑线示意图。

不全等[38]。针对不同病因的治疗也不尽相同，应该在制订整个治疗计划的过程中考虑病因。例如，如果其病因为被动萌出不全，通常可以选择美学区冠延长术，此手术可与种植手术同期进行。

除了Tjan的经典文献外，Hochman[39]在2012年发表的文章中提出了用于笑线分析的另一个新名词——牙间笑线（Interdental Smile Line, ISL），即微笑时上唇红唇缘与牙间乳头视觉上存在或不存在的关系。此外还定义了3种类别：高牙间笑线（High-ISL, HISL）、低牙间笑线（Low-ISL, LISL）和丘比特弓牙间笑线（Cupid's Bow-ISL, CB-ISL）（图2.6）。微笑时，HISL显露上颌前牙的所有牙间乳头；而LISL不会显露任何牙间乳头；CB-ISL不会显露两颗中切牙之间的牙间乳头，但会显露从侧切牙开始的所有牙间乳头。这篇文章不仅提出了这种基于牙间乳头的新分类方法，也表明了低笑线患者微笑时显露牙间乳头的比例很高（约为87%）。通常我们会认为低笑

线患者的前牙修复风险更小，但这篇文章指出，牙间笑线才是评估美学风险的真正指标。对于低笑线和中笑线的患者，即使只有部分牙冠暴露，但由于是高牙间笑线可呈现龈乳头，这类患者仍属于美学风险较高类的患者，在种植手术前应谨慎对待。

1.2 切缘位置

余留上颌前牙的位置尤其是切缘位置首先需要评估，通常余留的前牙会作为参照来修复缺失的牙齿。但是如果由于各种原因导致余留前牙的位置不太理想，则应考虑在种植修复前对其调整，例如，进行正畸或修复治疗。因此，切牙切缘位置的评估应该放在评估的第一项。

前牙切缘在唇部放松时显露1~2mm是较为常见的修复指南。不过这个指标受多种因素的影响，例如，上唇类型、性别、种族，尤其是年龄。研究显示，随着年龄的增长，上颌中切牙的

显露量逐渐减少[40]。另一临床上可用的参考指标是上颌中切牙切缘距离鼻底部为22～24mm。尖牙也被认为是确定切牙切缘位置的关键。Misch[41]曾在2008年指出，无论患者的年龄与性别如何，静止状态下尖牙牙尖与嘴唇之间的高度约为1mm。两侧尖牙牙尖的连线应与水平面平行，中切牙切缘在水平平面上应比尖牙长1～2mm（图2.7）。

1.3　牙齿比例及形状

了解正常牙齿临床牙冠的长宽关系有助于建立良好的美学效果。上颌前牙（尖牙到尖牙）的平均牙冠宽度和长度见表2.1。高加索人牙齿的平均宽长比为0.81，其中，中切牙的平均宽长比最大，男性为0.85，女性为0.86；侧切牙的平均宽长比最小，男性为0.76，女性为0.79；尖牙的平均宽长比：男性为0.77，女性为0.81[42]。这个比例因种族而异。与高加索人相比，亚洲人上颌前牙的宽长比为0.7，牙齿也显得更为纤细[43-44]。

上颌前牙有3种基本形态：方圆形、卵圆形、尖圆形。牙齿的形状会影响牙齿的邻间接触和牙龈楔状隙。由于方圆形牙齿的邻间接触点更靠近根方，且存在少量龈乳头，方圆形牙齿最有利于在牙冠周围形成理想的软组织覆盖和龈乳头。相比之下，尖圆形牙齿的邻间接触点更靠近切端、牙龈弧度更陡、龈乳头顶点距离邻间牙槽骨也更远，龈乳头容易在种植手术后的愈合阶段消失[45]。

牙齿的形状也影响周围软组织和下方硬组织的形态。尖圆形牙齿颈部直径较小，牙根距离较远，因此邻间骨也更厚；而方圆形牙齿距离较近，牙根之间邻间区的骨更薄，可能导致邻间骨丧失也更多。尖圆形牙齿颈部突度不明显，邻间接触点靠近切端，为薄龈表现型，角化区较窄，颊侧骨板相对较薄[46]。

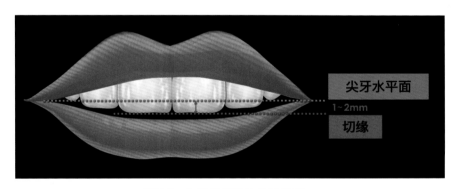

图2.7　尖牙与切缘的位置关系。

表2.1　上颌前牙（尖牙到尖牙）的平均牙冠宽度和长度

性别	中切牙		侧切牙		尖牙	
	宽度（mm）	长度（mm）	宽度（mm）	长度（mm）	宽度（mm）	长度（mm）
男性	8.59	10.19	6.59	8.70	7.64	10.06
女性	8.06	9.39	6.13	7.79	7.15	8.89

1.4 美学风险评估表

国际口腔种植学会（ITI）提出一种在治疗前评估美学风险的工具——美学风险评估表（Esthetic Risk Assessment, ERA）（表2.2）[47]。该工具通过使用上文提及的全身和局部因素（健康状况、吸烟习惯、患者美学期望值、笑线、牙龈生物型、牙冠形态等）来评估欲接受种植治疗患者的美学效果。

医生应在开始治疗前直接与患者讨论美学风险因素，在初诊时通过收集信息并与患者通过ERA表格沟通，从而避免患者不愉快的就诊经历和潜在的术后并发症（图2.8）。ERA表格是一种优秀的沟通工具，可以用于所有的美学病例，以帮助医生和患者共同实现美学目标。

2. 术后美学评估系统

为了更客观评价种植后的美学效果，不同专家提出了不同的美学评估系统。

2.1 龈乳头评分

1997年，Jemt[48]提出了一种龈乳头评分（Papilla Index Score, PIS），用来评估单颗牙种植体相邻龈乳头的大小和体积。该指数定义了5个分数等级，从龈乳头完全缺失（分数为0分）到龈乳头增生（分数为4分）（图2.9）。该指数适用于对美学区单颗牙种植修复体附近的软组织轮廓进行科学评估。

2.2 粉色美学评分

Furhauser等[49]在2005年提出"粉色美学评分"（Pink Esthetic Score, PES），主要关注与前牙种植修复体相关的软组织。共有7个不同的软组织的参数：近中龈乳头、远中龈乳头、颊侧中部牙龈边缘高度、颊侧龈缘的轮廓、颊侧软组织突度、颊侧种植体周围黏膜的颜色和颊侧种植体周围黏膜的质地（图2.10和表2.3）。根据表格每项参数得分为0分、1分或2分，总分最高为14分。

Belser等[50]在2009年对Furhauser的PES进行了改进，将7个参数降低为5个：近中龈乳头、远中龈乳头、颊侧黏膜的轮廓、颊侧黏膜边缘的高度、种植位点对应的颊侧软组织突度/软组织颜色和质地。根据表格每项参数得分为0分、1分或2分，总分最高为10分。

表2.2 美学风险评估表

风险因素	低	中	高
健康状况	健康，免疫功能正常		免疫功能低下
吸烟习惯	不吸烟	少量吸烟（<10支/天）	大量吸烟（>10支/天）
患者美学期望值	低	中	高
笑线	低位	中位	高位
牙龈生物型	低弧线，厚龈生物型	中弧线，中厚龈生物型	高弧线，薄龈生物型
牙冠形态	方圆形	卵圆形	尖圆形
位点感染情况	无	慢性	急性
邻牙牙槽嵴高度	到接触点<5mm	到接触点5.5~6.5mm	到接触点>7mm
邻牙修复状态	无修复体		有修复体
缺牙间隙的宽度	单颗牙>7mm	单颗牙<7mm	2颗牙或2颗牙以上
软组织解剖	软组织完整		软组织缺损
牙槽嵴解剖	无骨缺损	水平向骨缺损	垂直向骨缺损

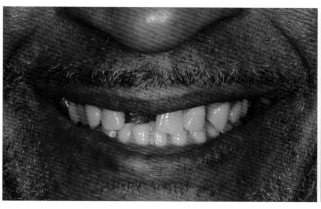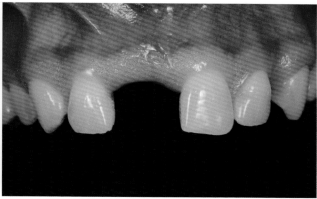

图2.8a　低风险。（图片由史也医生提供）

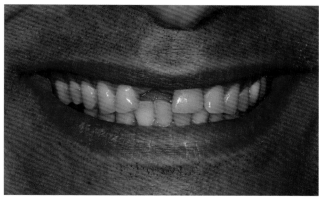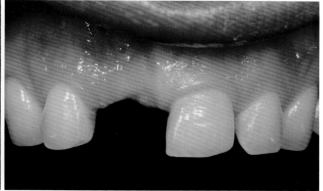

图2.8b　中风险。（图片由史也医生提供）

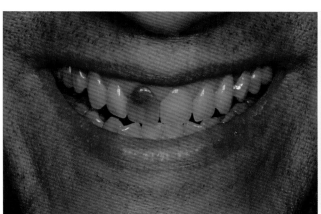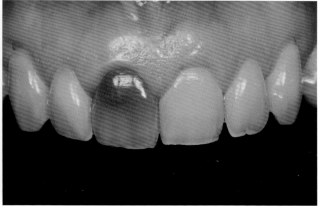

图2.8c　高风险。（图片由史也医生提供）

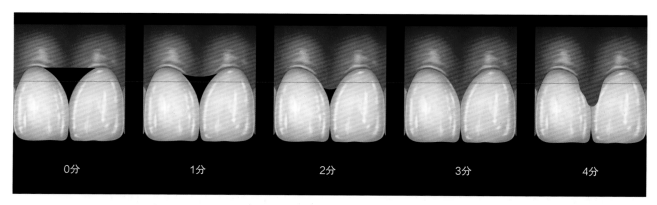

图2.9 龈乳头评分。

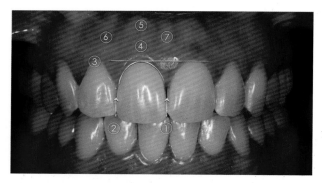

图2.10 粉色美学评分。（图片由史也医生提供）

2.3 白色美学评分

Belser等[50]在2009年不仅对PES进行了改进，还提出了专门针对种植修复体可见部分的白色美学评分（White Esthetic Score, WES）。记录如下几个参数：牙齿整体形状、牙齿轮廓/大小、牙齿颜色（色相/明度）、牙齿表面纹理质地、牙齿透光性/表面特征。每项参数得分为0分、1分或2分，总分最高为10分。Belser提出的改进PES和WES的最高分均为10分，临床可接受的阈值均为6分（图2.11）。

（史也）

表2.3 粉色美学评分表

和对侧同名牙的参数相比	0	1	2
近中龈乳头	缺失	未完全充满	完全充满
远中龈乳头	缺失	未完全充满	完全充满
颊侧中部牙龈边缘高度	和对侧差异在2mm以上	和对侧差异在1~2mm	和对侧差异在1mm以下
颊侧龈缘的轮廓	不自然	比较自然	很自然
颊侧软组织突度	明显	轻度	没有
颊侧种植体周围黏膜的颜色	明显不一样	有些许不一样	几乎一样
颊侧种植体周围黏膜的质地	明显不一样	有些许不一样	几乎一样

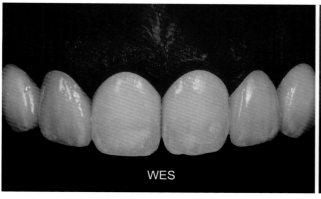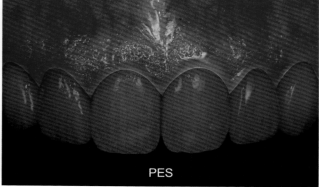

图2.11　WES和PES评分。（图片由史也医生提供）

参考文献

[1] Bryant SR, Zarb GA. Osseointegration of oral implants in older and younger adults[J]. Int J Oral Maxillofac Implants, 1998, 13(4):492–499.

[2] Fransson C, Lekholm U, Jemt T, et al. Prevalence of subjects with progressive bone loss at implants[J]. Clin Oral Implants Res, 2005, 16(4):440–446.

[3] Herrmann I, Lekholm U, Holm S, et al. Evaluation of patient and implant characteristics as potential prognostic factors for oral implant failures[J]. Int J Oral Maxillofac Implants, 2005, 20(2):220–230.

[4] Wagenberg B, Froum SJ. A retrospective study of 1925 consecutively placed immediate implants from 1988 to 2004[J]. Int J Oral Maxillofac Implants, 2006, 21(1):71–80.

[5] Thilander B, Odman J, Lekholm U. Orthodontic aspects of the use of oral implants in adolescents: a 10–year follow–up study[J]. Eur J Orthod, 2001, 23(6):715–731.

[6] Daftary F, Mahallati R, Bahat O, et al. Lifelong craniofacial growth and the implications for osseointegrated implants[J]. Int J Oral Maxillofac Implants, 2013, 28(1):163–169.

[7] Cocchetto R, Pradies G, Celletti R, et al. Continuous craniofacial growth in adult patients treated with dental implants in the anterior maxilla[J]. Clin Implant Dent Relat Res, 2019, 21(4):627–634.

[8] Ferreira SD, Silva GL, Cortelli JR, et al. Prevalence and risk variables for peri–implant disease in Brazilian subjects[J]. J Clin Periodontol, 2006, 33(12):929–935.

[9] Cortellini S, Favril C, De Nutte M, et al. Patient compliance as a risk factor for the outcome of implant treatment[J]. Periodontol 2000, 2019, 81(1):209–225.

[10] Zitzmann NU, Berglundh T, Marinello CP, et al. Experimental peri–implant mucositis in man[J]. J Clin Periodontol, 2001, 28(6):517–523.

[11] Salvi GE, Aglietta M, Eick S, et al. Reversibility of experimental peri–implant mucositis compared with experimental gingivitis in humans[J]. Clin Oral Implants Res, 2012, 23(2):182–190.

[12] Schwarz F, Derks J, Monje A, et al. Peri–implantitis[J]. J Periodontol, 2018, 89 Suppl 1:S267–S290.

[13] Palmer RM, Wilson RF, Hasan AS, et al. Mechanisms of action of environmental factors–tobacco smoking[J]. J Clin Periodontol, 2005, 32 Suppl 6:180–195.

[14] Tonetti MS, Pini–Prato G, Cortellini P. Effect of cigarette smoking on periodontal healing following GTR in infrabony defects. A preliminary retrospective study[J]. J Clin Periodontol, 1995, 22(3):229–234.

[15] Chambrone L, Chambrone D, Pustiglioni FE, et al. The influence of tobacco smoking on the outcomes achieved by root–coverage procedures: a systematic review[J]. J Am Dent Assoc, 2009, 140(3):294–306.

[16] Chambrone L, Preshaw PM, Ferreira JD, et al. Effects of tobacco smoking on the survival rate of dental implants placed in areas of maxillary sinus floor augmentation: a systematic review[J]. Clin Oral Implants Res, 2014, 25(4):408–416.

[17] Johnson GK, Guthmiller JM. The impact of cigarette smoking on periodontal disease and treatment[J]. Periodontol 2000, 2007, 44:178–194.

[18] Schwarz F, Becker K, Sahm N, et al. The prevalence of peri–implant diseases for two–piece implants with an internal tube–in–tube connection: a cross–sectional analysis of 512 implants[J]. Clin Oral Implants Res, 2017, 28(1):24–28.

[19] Roos–Jansaker AM, Renvert H, Lindahl C, et al. Nine– to fourteen–year follow–up of implant treatment. Part III: factors associated with peri–implant lesions[J]. J Clin Periodontol, 2006, 33(4):296–301.

[20] Rinke S, Ohl S, Ziebolz D, et al. Prevalence of peri–implant disease in partially edentulous patients: a practice–based cross–sectional study[J]. Clin Oral Implants Res, 2011, 22(8):826–833.

[21] Grossi SG, Genco RJ. Periodontal disease and diabetes mellitus: a two–way relationship[J]. Ann Periodontol, 1998, 3(1):51–61.

[22] 吴远, 田浩明. 中国成人住院患者围手术期的血糖管理[J]. 中华内科杂志, 2017, 56(03):213–215.

[23] Renvert S, Aghazadeh A, Hallstrom H, et al. Factors related to peri–implantitis – a retrospective study[J]. Clin Oral Implants Res, 2014, 25(4):522–529.

[24] Gelazius R, Poskevicius L, Sakavicius D, et al. Dental implant placement in patients on bisphosphonate therapy: A systematic review[J]. J Oral Maxillofac Res, 2018, 9(3):e2.

[25] Lazarovici TS, Yahalom R, Taicher S, et al. Bisphosphonate–related osteonecrosis of the jaw associated with dental implants[J]. J Oral

Maxillofac Surg, 2010, 68(4):790-796.

[26] Ericsson I, Persson LG, Berglundh T, et al. Different types of inflammatory reactions in peri-implant soft tissues[J]. J Clin Periodontol, 1995, 22(3):255-261.

[27] Salama H, Salama MA, Garber D, et al. The interproximal height of bone: a guidepost to predictable aesthetic strategies and soft tissue contours in anterior tooth replacement[J]. Pract Periodontics Aesthet Dent, 1998, 10(9):1131-1141, quiz 1142.

[28] Misch CE, Goodacre CJ, Finley JM, et al. Consensus conference panel report: crown-height space guidelines for implant dentistry-part 1[J]. Implant Dent, 2005, 14(4):312-318.

[29] Carpentieri J, Greenstein G, Cavallaro J. Hierarchy of restorative space required for different types of dental implant prostheses[J]. J Am Dent Assoc, 2019, 150(8):695-706.

[30] Misch CE. Contemporary Implant Dentistry[M]. 3rd Edition. Elsevier, 2008.

[31] Ramfjord SP. Bruxism, a clinical and electromyographic study[J]. J Am Dent Assoc, 1961, 62:21-44.

[32] Fischer WF, O'Toole ET. Personality characteristics of chronic bruxers[J]. Behav Med, 1993, 19(2):82-86.

[33] Persson GR, Renvert S. Cluster of bacteria associated with peri-implantitis[J]. Clin Implant Dent Relat Res, 2014, 16(6):783-793.

[34] Quirynen M, Vogels R, Peeters W, et al. Dynamics of initial subgingival colonization of 'pristine' peri-implant pockets[J]. Clin Oral Implants Res, 2006, 17(1):25-37.

[35] Cortelli JR, Aquino DR, Cortelli SC, et al. Detection of periodontal pathogens in oral mucous membranes of edentulous individuals[J]. J Periodontol, 2008, 79(10):1962-1965.

[36] Fernandes CB, Aquino DR, Franco GC, et al. Do elderly edentulous patients with a history of periodontitis harbor periodontal pathogens?[J]. Clin Oral Implants Res, 2010, 21(6):618-623.

[37] Tjan AH, Miller GD, The JG. Some esthetic factors in a smile[J]. J Prosthet Dent, 1984, 51(1):24-28.

[38] Robbins JW. Differential diagnosis and treatment of excess gingival display[J]. Pract Periodontics Aesthet Dent, 1999, 11(2):265-272, quiz 273.

[39] Hochman MN, Chu SJ, Tarnow DP. Maxillary anterior papilla display during smiling: a clinical study of the interdental smile line[J]. Int J Periodontics Restorative Dent, 2012, 32(4):375-383.

[40] Vig RG, Brundo GC. The kinetics of anterior tooth display[J]. J Prosthet Dent, 1978, 39(5):502-504.

[41] Misch CE. Guidelines for maxillary incisal edge position-a pilot study: the key is the canine[J]. J Prosthodont, 2008, 17(2):130-134.

[42] Sterrett JD, Oliver T, Robinson F, et al. Width/length ratios of normal clinical crowns of the maxillary anterior dentition in man[J]. J Clin Periodontol, 1999, 26(3):153-157.

[43] Marcuschamer E, Tsukiyama T, Griffin TJ, et al. Anatomical crown width/length ratios of worn and unworn maxillary teeth in Asian subjects[J]. Int J Periodontics Restorative Dent, 2011, 31(5):495-503.

[44] Tsukiyama T, Marcushamer E, Griffin TJ, et al. Comparison of the anatomic crown width/length ratios of unworn and worn maxillary teeth in Asian and white subjects[J]. J Prosthet Dent, 2012, 107(1):11-16.

[45] Weisgold AS. Contours of the full crown restoration[J]. Alpha Omegan, 1977, 70(3):77-89.

[46] Cortellini P, Bissada NF. Mucogingival conditions in the natural dentition: Narrative review, case definitions, and diagnostic considerations[J]. J Periodontol, 2018, 89 Suppl 1:S204-S213.

[47] Dawson A, Chen S. The SAC Classification in Implant Dentistry[M]. 1st ed. Berlin: Quintessence Publishing, 2009.

[48] Jemt T. Regeneration of gingival papillae after single-implant treatment[J]. Int J Periodontics Restorative Dent, 1997, 17(4):326-333.

[49] Furhauser R, Florescu D, Benesch T, et al. Evaluation of soft tissue around single-tooth implant crowns: the pink esthetic score[J]. Clin Oral Implants Res, 2005, 16(6):639-644.

[50] Belser UC, Grutter L, Vailati F, et al. Outcome evaluation of early placed maxillary anterior single-tooth implants using objective esthetic criteria: a cross-sectional, retrospective study in 45 patients with a 2- to 4-year follow-up using pink and white esthetic scores[J]. J Periodontol, 2009, 80(1):140-151.

第3章

美学区单颗牙种植修复的生物学原则

Biological principles of single implant rehabilitation in the aesthetic zone

在进行美学区单颗牙种植修复时，为了实现最终功能与美学的统一，临床医生应充分理解种植修复的生物学原则（Biological Principle），即种植修复是由种植体、修复体、种植体周围的硬组织，以及包绕硬组织的软组织共同组成，这其中的每一个因素都对最终的美学修复效果起着至关重要的作用。本章节将着重介绍美学区单颗牙种植修复的生物学基础[1]。唯有理解生物学原则，临床医生才能以不变应万变，在纷繁复杂的临床情况下做出最合理的判断，获得可预期的治疗效果。

硬组织

1. 牙槽窝变化的生物过程

早在20世纪六七十年代，学者Atwood就已经通过序列头影测量分析无牙颌患者的下颌骨，发现拔牙后牙槽骨的颊侧、舌侧、牙槽嵴顶存在不同程度的萎缩[2-3]。Tallgren随后也通过侧位头影测量佩戴全口义齿的患者的上下颌牙槽骨，发现在第一个3年里上颌骨平均吸收2mm、下颌骨平均吸收6mm，并在之后的25年以每年平均0.3mm的速度吸收[4]。这些发现，奠定了人们对于拔牙后牙槽骨变化的认知基础。

拔牙后牙槽骨的变化，可以分为牙槽窝内及牙槽窝外的变化[5]。对于牙槽窝内变化的研究，源于1969年Amler对于人类拔牙后牙槽窝组织标本的观察[6]。他发现拔牙后牙槽窝会首先形成血凝块，继而被肉芽组织替代，在4~5天后拔牙创周围的软组织会发生上皮化覆盖在肉芽组织上，1周后牙槽窝内形成新鲜的结缔组织与类骨质，3周后类骨质开始矿化，6周后拔牙窝可见松质骨。虽然Amler的发现有一定的局限性，例如，观察的时间较短（仅6周），且仅观察了牙槽窝上部结构的变化，但其为后续的研究奠定了基础。

Cardaropoli等学者通过动物实验清晰且完整地展示了拔牙后6个月内牙槽窝的生物学变化[7]：

牙槽窝内首先形成血凝块，引发炎症因子（例如，中性粒细胞、单核细胞、巨噬细胞等）向血凝块迁移，启动创伤愈合过程。紧接着，新形成的血管和间充质细胞进入血凝块形成肉芽组织。肉芽组织再逐渐被临时结缔组织基质代替。拔牙后1个月左右，牙槽窝内被编织骨填满，形成原始松质骨，这为后续的骨改建提供了稳定的支架和充足的血供。等到拔牙后3~6个月，编织骨会逐渐通过骨改建作用被板状骨与骨髓替代。而在第3个月左右，牙槽窝顶部会形成"硬组织桥"以封闭创口，继而形成皮质骨以及可被黏膜附着的骨膜。

拔牙后，牙槽窝的外部三维形态也会随之发生变化。这其中，束状骨的吸收起着至关重要的作用[7-8]。束状骨是位于牙槽窝骨壁的厚度为0.2~0.4mm的骨组织，通过牙周膜内的Sharpey纤维与牙骨质相连（图3.1）。

拔牙导致的牙周膜损伤阻断了牙周膜对于束状骨的血供，继而激发破骨细胞活动致使束状骨吸收。Araújo与Lindhe教授通过对犬下颌前磨牙不同时期拔牙窝的组织学观察，发现牙槽骨的三维吸收在拔牙后的前8周最为显著，且颊侧骨壁的高度吸收（平均2.2mm）明显大于舌侧骨壁，这与颊侧骨壁嵴顶区域主要由束状骨构成而舌侧骨壁则由束状骨和层状骨共同构成有关。此外，他们还发现，伴随着牙槽骨高度的吸收，骨壁的厚度也会减少[8]。

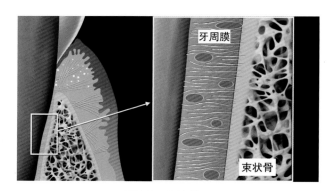

图3.1　束状骨。

这些拔牙后牙槽骨的变化在人体上也得到了证实。Schropp等学者研究前磨牙区及磨牙区的拔牙窝，发现拔牙1年后，牙槽嵴的厚度可最多减少至最初的50%左右，且这些变化主要发生在拔牙后的最初3个月[9]。Chappuis等学者通过CBCT测量39位患者前牙美学区微创（非翻瓣）拔牙后颊侧骨壁在8周内的三维变化，发现颊侧骨壁中间区域的吸收远大于两侧的骨吸收；且当颊侧骨壁呈薄壁型时（厚度≤1mm）会比呈现厚壁型时（厚度>1mm）出现更明显的高度吸收[10]。

2. 颊侧骨壁

牙槽窝颊侧骨壁的厚度决定了拔牙后颊侧骨壁的吸收程度[10]。值得注意的是，90%的情况下，上颌前牙区的颊侧骨壁厚度<1mm或者缺失[11]；50%的情况下，颊侧骨壁厚度≤0.5mm[12]。有学者认为，上颌前牙区颊侧骨壁的"先天不足"，与前牙区牙根三维位置有关。Kan等学者通过对100位患者上颌的中切牙、侧切牙、尖牙进行CBCT测量，将牙齿牙根在矢状面的位置分成4类（图3.2）[13]：

Ⅰ类：整个牙根贴近颊侧骨壁，占81.1%。

Ⅱ类：牙根位于牙槽嵴的中间，远离颊侧、腭侧骨壁，占6.5%。

Ⅲ类：整个牙根贴近腭侧骨壁，占0.7%。

Ⅳ类：牙根位于牙槽嵴中间，至少2/3的牙根同时被颊侧、腭侧骨壁包绕，占11.7%。

可见，绝大多数情况下，前牙区牙根在矢状面贴近颊侧骨壁。这与上颌前牙区颊侧骨壁多数情况为薄壁型的结论是吻合的。另外，从Kan的分类中可以发现，Ⅰ类虽然有充足的骨量适合做即刻种植，但种植体通常需要角度改变来达到修复体螺丝固位，或者修复体只能采用粘接固位的修复方式。Ⅲ类植入的种植体通常在理想的修复角度，但Ⅲ类的概率不到1%，且有颊侧骨壁进一步吸收的风险（图3.3）。

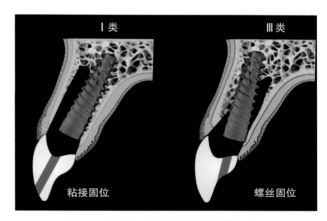

图3.3 Ⅰ类和Ⅲ类所对应的固位方式。

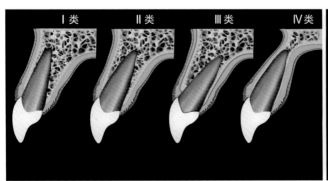
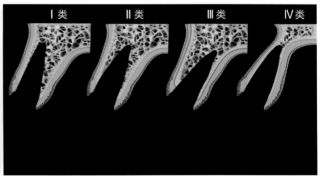

图3.2 Kan等学者提出的不同分类示意图。

2.1 颊侧骨壁缺损

上颌前牙区颊侧骨壁的情况之复杂，还表现为颊侧骨壁缺损、缺失的情况非常常见[11]。对于颊侧骨板是否完整以及缺损程度的判断，直接影响到美学区种植治疗的方案设计，以及最终美学效果，尤其是软组织效果的获得。

Elian等学者在2007年针对拔牙窝颊侧骨壁进行了分类，根据软硬组织的情况将拔牙窝分为3类[14]（图3.4和表3.1）。

由于Ⅱ类缺损最具有迷惑性，缺乏经验的医生常常把它误认为Ⅰ类缺损来处理，从而导致种植修复后软组织退缩的情况发生。Chu等学者进一步基于缺损的颊侧骨板骨缘与龈缘之间的距离对Ⅱ类拔牙窝进行了亚分类[15]。他们指出，ⅡA类以及ⅡB类拔牙窝均可考虑拔除后即刻种植的治疗，而ⅡC类拔牙窝则需要非常谨慎的考量，尤其是在美学区。这里值得注意的是，根据生物学宽度的定义，正常颊侧骨骨缘距离龈缘的平均距离是3mm[16]（表3.2）。

Kan等学者则根据Ⅱ类骨缺损的形状，提出了3种分类：V型缺损（小面积骨开裂式的吸收）、U型缺损（中面积骨吸收，水平向蔓延至原来牙齿牙根的相交处）、Ultra-U型缺损（大面积骨吸收，水平向蔓延至原来牙齿牙根的邻面）[17]。他的团队进行了为期1年的跟踪观察，发现1年后种植体留存率达到100%且边缘骨水平向吸收均小于1mm，但是术后牙龈退缩的情况和骨缺损面积有关，即使在U型和Ultra-U型的情况进行了软组织增量，有8.3%的V型、42.8%的U型和100%的Ultra-U型发生1.5mm或以上的牙龈退缩。因此，Ⅱ类拔牙窝颊侧骨吸收类型的细分，在美学区单颗牙种植修复的美学效果上有重要影响，临床医生在术前检查与选择病例时需要格外谨慎。

2.2 翻瓣术对颊侧骨壁的影响

通过翻瓣术拔牙，虽然提供了理想的手术视野以及手术路径，却对手术区的血供造成了影响。牙槽骨颊侧骨壁的血供来自3个方面：牙齿的牙周膜、颊侧骨膜、牙槽骨的骨髓[18]。伴随着牙齿拔除，颊侧骨壁丧失了来自牙周膜的血供。翻瓣术则是进一步阻断了来自颊侧骨膜的血供。即使术后非常完美地进行瓣复位，血供也要4～6天

表3.1 拔牙窝颊侧骨壁缺损分类

类型	颊侧骨壁	颊侧软组织
Ⅰ类	无骨吸收	无牙龈退缩
Ⅱ类	部分骨吸收	无牙龈退缩
Ⅲ类	有明显骨吸收	有明显牙龈退缩

表3.2 Ⅱ类拔牙窝的亚分类

类型	颊侧骨骨缘距离龈缘的距离
ⅡA类	5～6mm
ⅡB类	7～9mm
ⅡC类	10mm或以上

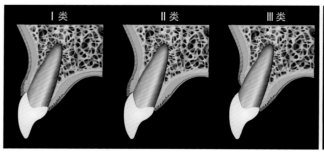
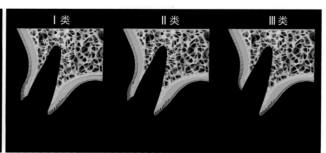

图3.4 Elian等学者所提出的分类示意图。

以后才能部分恢复。Lekovic等学者发现采用全厚
（Full-thickness）翻瓣术拔牙的牙槽骨，术后6
个月出现显著的牙槽骨高度及厚度的丧失[19-20]。
Caneva等学者通过动物实验发现，即使采用半厚
瓣（Partial-thickness Flap）也会导致颊侧骨壁
的吸收[21]。此外，Tarnow等认为骨壁厚度至少为
1.5～2mm时才能够包含骨内膜（Endosteum）
或者骨髓。因此，在大多数情况下，上颌前牙区
翻瓣术拔牙后，颊侧骨壁几乎没有了血供，易发
生牙槽骨吸收[22]。

2.3 即刻种植对颊侧骨壁的影响

Araújo等学者在比格犬上比较拔牙后，发现
天然愈合牙槽窝以及即刻种植牙槽窝三维形态的
不同[23]。他们发现，天然牙槽窝的骨壁高度吸收
［（2.2±0.9）mm］与即刻种植区颊侧骨壁高
度吸收［（2.6±0.4）mm］之间没有显著差
异，即刻种植无法减少因拔牙导致的颊侧骨壁
吸收[23]。当种植体植入新鲜的拔牙窝时，通常会
在颊侧呈现一个水平向（Horizontal Gap）和垂
直向（Vertical Gap）的空间，即"跳跃间隙"
（图3.5）。虽然"跳跃间隙"的大小不能作为即
刻种植后牙槽骨三维形态变化的决定因素[24]，且
当颊侧骨壁完整时，即使不使用任何植骨、软组织
手术，即刻种植的种植体也都能完成骨结合[25]，

但在即刻种植中，"跳跃间隙"植骨与否对最后
颊侧骨形态的影响还是存在差异的[26-30]。"跳跃
间隙"内植骨较不植骨有更好的颊侧轮廓形态维
持，这对于美学区单颗牙种植的最终美学效果具
有积极的意义。

软组织

前牙种植修复的红白美学一直是每一位临床
牙科医生所追求的。白色美学包括牙冠的形状、
大小、比例、位置、角度、色泽、表面纹理等，
而如今越来越受到医生及患者重视的粉色美学
包括种植体及修复体周围牙龈的位置、形态、质
地、颜色、龈乳头的高度以及种植体周围的骨量
等[31]，而这与种植体周围软组织的结构、生物学
宽度、垂直向及水平向厚度以及角化龈宽度等息
息相关。软组织是种植体周围的天然画框，是前
牙美学必不可少的一部分。

1. 种植体周围软组织的结构

种植体周围软组织的结构与天然牙类似，都
是由牙槽嵴顶的结缔组织、结合上皮以及牙龈沟
组成。Berglundh等学者在实验犬中对比了天然
牙和种植体周围黏膜的解剖学特征，结果显示天
然牙和种植体周围黏膜具有相似特征[32]。天然牙

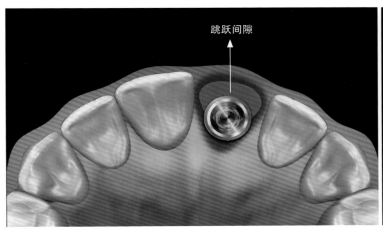
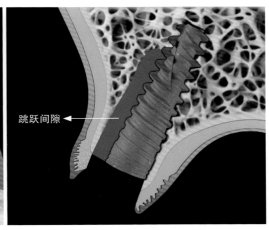

图3.5 即刻种植中"跳跃间隙"示意图。

的牙龈上皮高度角化，与紧贴牙面的结缔组织上皮相延续，止于釉牙骨质界。同天然牙周围牙龈一样，种植体周围黏膜同样被覆角化上皮，上皮细胞向根方延续成为紧贴基台部位的类似天然牙结合上皮的屏障上皮。天然牙和种植体周围的上皮成分都是通过半桥粒结构附着于牙面或种植体表面[33]。

2. 生物学宽度

天然牙周围的牙槽嵴顶的结缔组织与结合上皮的宽度分别为1.07mm和0.97mm[16]，结缔组织的胶原蛋白纤维垂直于牙根表面插入牙骨质中，在天然牙周围形成紧密的保护；而其冠方的结合上皮是通过半桥粒结构与牙釉质结合，形成上表皮附着[33]。种植牙周围的牙槽嵴顶的结缔组织的宽度为1~1.5mm，结合上皮的宽度为2mm。因此，种植体周围的生物学宽度为3~3.5mm，虽然这与在尸体解剖中获得的自然牙数据略有不同，但其生理规律和意义与天然牙相似[32]。种植体周围的结合上皮也是通过半桥粒结构附着于种植体表面或者基台，不同的是种植体周围结缔组织的胶原蛋白纤维的走向是平行或者环绕于种植体及基台周围的。与天然牙相比，种植体周围结缔组织含有更多的胶原蛋白纤维，但是成纤维细胞以及血管更少，近似于瘢痕组织的结构[32]。

天然牙周围软组织的血供主要来源于骨膜上方以及牙周膜的血管。而种植体周围由于没有牙周膜，因此种植体周围的血供来源仅有骨膜上方的血管，比天然牙少[34]。种植牙与天然牙周围软组织的结构及血供的细微差别，使种植体对菌斑的抵抗能力、粘接剂的抵抗能力以及抗牙龈萎缩的能力都不及天然牙，这在临床的决策中是需要考虑的，尤其是在前牙美学区，要充分避免对软组织造成损害而影响最终美学效果。

3. 牙槽嵴顶牙龈厚度 —— 垂直向牙龈厚度

天然牙周围的牙槽嵴顶牙龈厚度的平均值为

2.93mm[16]，而种植体周围的牙槽嵴顶牙龈厚度与天然牙相似，为3~3.5mm[32]。Berglundh团队的比格犬实验发现，如果在二期手术时，将种植体的牙槽嵴顶牙龈厚度削减至2mm，6个月后，种植体周围出现骨吸收，这是由于穿黏膜附着（Transmucosal Attachment）组织发挥生物封闭作用需要占有上述恒定的尺寸空间，在黏膜较薄（低于前述2mm+1.5mm厚度）的区域，黏膜愈合形成穿黏膜附着时会伴有骨组织吸收。机体通过种植体周围牙槽骨向根方的改建吸收来提供穿黏膜附着形成所需要的空间，从而保证上皮附着以及结缔组织附着的形成，重新建立3~3.5mm的垂直牙龈厚度[35]。同样，Linkevicius团队发现牙槽嵴顶牙龈厚度与种植体周围骨吸收呈反向关系，牙龈厚度越厚，骨吸收越少[36]。如果在种植手术中增加牙槽嵴顶的牙龈厚度达3mm或以上，则能够有效减少种植体周围骨吸收的情况[37]。

进一步的研究发现，种植体周围这种附着的形成与一期手术时是否埋入愈合无关，但与基台的材料密切相关。使用二氧化锆基台所形成的附着的位置与钛基台相似，而采用金基台和硅基陶瓷基台易导致黏膜无法在基台水平形成结缔组织附着，取而代之的是相对根向的结缔组织附着水平。随着结缔组织的根方迁移，原本与种植体表面形成骨结合的牙槽骨出现改建吸收，如此一来，种植体表面的钛层暴露，被新的结缔组织附着。关于材料特性对嵴上附着的影响我们会在基台材料的选择里详细阐述。

牙槽嵴顶的牙龈厚度不仅和种植体的健康有关，更与美学效果有关。龈乳头的实质是由于相邻牙体或修复体对于邻间牙槽嵴顶牙龈的挤压。临床研究显示，天然牙邻间牙槽嵴顶牙龈厚度为4.2~4.5mm[38]，种植体邻间牙槽嵴顶牙龈厚度为5.93~6.17mm[39]。种植体周围的龈乳头的完整度和邻牙的牙槽骨高度有关，单颗种植体的平均龈乳头高度为4.5mm[40]。因此，牙槽嵴顶的垂直向牙龈厚度越厚，可控挤压的邻间牙龈越多，龈乳头的高度就越高，更能够达到天然美观的扇贝形牙龈形态。

4. 牙龈生物型——水平向牙龈厚度

Kan等将薄龈生物型定义为水平向厚度小于1mm，而厚龈生物型的水平向厚度则大于1mm。薄龈生物型的牙齿更容易在颊侧有牙龈萎缩的风险，而该风险同样存在于种植体周围。因此，牙龈生物型对于美学区种植的诊断和治疗计划非常重要[41]。由于厚龈生物型拥有更厚的结缔组织层以及更多的血供，术后恢复相较薄龈生物型更快，术后龈缘的位置更加稳定，更加能够降低术后牙龈萎缩的风险。因此，在前牙美学区的种植手术中，软组织增量的使用非常普遍，其目的也是将牙龈生物型转化为较厚的形态，达到软组织的长期健康和美观。

牙龈的水平向厚度会直接影响是否会透出下方种植体或者金属基台的灰色。Jung等[42]的研究显示，牙龈厚度需要超过2mm才能够遮盖住金属色，即使是使用了如今更为流行的氧化锆材料，牙龈厚度也需要达到1.5mm才能够完全遮住氧化锆的颜色，从而不影响整体美学效果。除此之外，如果颊侧软组织出现了塌陷，视觉上产生的阴影也会影响美学。有研究显示，当这种水平向塌陷超过1mm时，普通人便开始会察觉出因塌陷而导致的唇侧阴影；而当塌陷超过1.5mm并伴随薄龈生物型时，绝大多数的普通人能够一眼就看出唇侧阴影。因此，软组织的水平向厚度对美学区种植的最终效果影响很大。

5. 角化龈及附着龈

天然牙周围的附着龈是指牢固地附着在牙骨质和骨膜上的牙龈宽度的总和，临床上其测量方法是以龈缘至膜龈联合线的距离减去临床探诊深度，即角化龈宽度减去龈沟深度。而种植体周围结缔组织与种植体或基台并没有直接的垂直向结合，因此种植体周围的附着龈其实只是附着在骨

膜上。由于种植体周围牙龈与种植体和基台的结合力弱于天然牙，因此种植体周围的附着龈显得尤其重要，而角化龈是附着龈存在的必要条件。

种植体周围缺少足够的角化龈宽度时，会发生更多的菌斑聚集、黏膜发炎、牙龈萎缩以及附着丧失[43]。Monje和Blasi在私人诊所依从性不佳的患者群体中，发现种植体周围的角化龈宽度如果小于2mm，会导致探诊深度增加、探诊出血增加、菌斑堆积增加、刷牙不适度增加、种植体边缘骨吸收增加以及前庭沟深度减少[44]。在美学区，角化龈更是牙龈塑形的必要条件。和口腔黏膜不同，角化龈的结缔组织层含有丰富的致密胶原蛋白，给予了角化龈可塑性，从而能够通过临时修复体对于牙龈形态进行塑形，达到扇贝形的天然牙龈形态。

（季超　陈惠）

参考文献

[1] Chappuis V, Araújo MG, Buser D. Clinical relevance of dimensional bone and soft tissue alterations post-extraction in esthetic sites[J]. Periodontol 2000, 2017, 73(1):73–83.
[2] Atwood DA. Reduction of residual ridges: a major oral disease entity[J]. J Prosthet Dent, 1971, 26(3):266–279.
[3] Atwood DA. Some clinical factors related to rate of resorption of residual ridges[J]. J Prosthet Dent, 1962, 12(3):441–450.
[4] Tallgren A. The continuing reduction of the residual alveolar ridges in complete denture wearers: a mixed-longitudinal study covering 25 years[J]. J Prosthet Dent, 1972, 27(2):120–132.
[5] Lindhe J, Lang N, Karring T. Clinical Periodontology and Implant Dentistry[M]. Hoboken: Blackwell Publishing Ltd, 2008:50–68.
[6] Amler MH. The time sequence of tissue regeneration in human extraction wounds[J]. Oral Surg Oral Med Oral Pathol, 1969, 27(3):309–318.
[7] Cardaropoli G, Araújo M, Lindhe J. Dynamics of bone tissue formation in tooth extraction sites. An experimental study in dogs[J]. J Clin Periodontol, 2003, 30(9):809–818.
[8] Araújo MG, Lindhe J. Dimensional ridge alterations following tooth extraction. An experimental study in the dog[J]. J Clin Periodontol, 2005, 32(2):212–218.
[9] Schropp L, Wenzel A, Kostopoulos L, et al. Bone healing and soft tissue contour changes following single-tooth extraction: a clinical and radiographic 12-month prospective study[J]. Int J Periodontics Restorative Dent, 2003, 23(4):313–323.
[10] Chappuis V, Engel O, Reyes M, et al. Ridge alterations post-extraction in the esthetic zone: a 3D analysis with CBCT[J]. J Dent

Res, 2013, 92(12 Suppl):195S–201S.

[11] Braut V, Bornstein MM, Belser U, et al. Thickness of the anterior maxillary facial bone wall–a retrospective radiographic study using cone beam computed tomography[J]. Int J Periodontics Restorative Dent, 2011, 31(2):125–131.

[12] Januario AL, Duarte WR, Barriviera M, et al. Dimension of the facial bone wall in the anterior maxilla: a cone–beam computed tomography study[J]. Clin Oral Implants Res, 2011, 22(10):1168–1171.

[13] Kan JY, Roe P, Rungcharassaeng K, et al. Classification of sagittal root position in relation to the anterior maxillary osseous housing for immediate implant placement: a cone beam computed tomography study[J]. Int J Oral Maxillofac Implants, 2011, 26(4):873–876.

[14] Elian N, Cho SC, Froum S, et al. A simplified socket classification and repair technique[J]. Pract Proced Aesthet Dent, 2007, 19(2):99–104, quiz 106.

[15] Chu SJ, Sarnachiaro GO, Hochman MN, et al. Subclassification and clinical management of extraction sockets with labial dentoalveolar dehiscence defects[J]. Compend Contin Educ Dent, 2015, 36(7):516, 518–520, 522 passim.

[16] Gargiulo AW, Wentz FM, Orban B. Dimensions and relations of the dentogingival junction in humans[J]. Journal of Periodontology, 1961, 32(3):261–267.

[17] Kan JY, Rungcharassaeng K, Sclar A, et al. Effects of the facial osseous defect morphology on gingival dynamics after immediate tooth replacement and guided bone regeneration: 1–year results[J]. J Oral Maxillofac Surg, 2007, 65(7 Suppl 1):13–19.

[18] Tarnow DP, Chu SJ, Salama MA, et al. Flapless postextraction socket implant placement in the esthetic zone: part 1. The effect of bone grafting and/or provisional restoration on facial–palatal ridge dimensional change–a retrospective cohort study[J]. Int J Periodontics Restorative Dent, 2014, 34(3):323–331.

[19] Lekovic V, Camargo PM, Klokkevold PR, et al. Preservation of alveolar bone in extraction sockets using bioabsorbable membranes[J]. J Periodontol, 1998, 69(9):1044–1049.

[20] Lekovic V, Kenney EB, Weinlaender M, et al. A bone regenerative approach to alveolar ridge maintenance following tooth extraction. Report of 10 cases[J]. J Periodontol, 1997, 68(6):563–570.

[21] Caneva M, Botticelli D, Vigano P, et al. Connective tissue grafts in conjunction with implants installed immediately into extraction sockets. An experimental study in dogs[J]. Clin Oral Implants Res, 2013, 24(1):50–56.

[22] Tarnow D, Chu S. The single–tooth implant: A minimally invasive approach for anterior and posterior extraction sockets[M]. Berlin: Quintessence Publishing, 2020.

[23] Araújo MG, Sukekava F, Wennstrom JL, et al. Ridge alterations following implant placement in fresh extraction sockets: an experimental study in the dog[J]. J Clin Periodontol, 2005, 32(6):645–652.

[24] Lee CT, Chiu TS, Chuang SK, et al. Alterations of the bone dimension following immediate implant placement into extraction socket: systematic review and meta–analysis[J]. J Clin Periodontol, 2014, 41(9):914–926.

[25] Tarnow DP, Chu SJ. Human histologic verification of osseointegration of an immediate implant placed into a fresh extraction socket with excessive gap distance without primary flap closure, graft, or membrane: a case report[J]. Int J Periodontics Restorative Dent, 2011, 31(5):515–521.

[26] Sanz M, Cecchinato D, Ferrus J, et al. A prospective, randomized–controlled clinical trial to evaluate bone preservation using implants with different geometry placed into extraction sockets in the maxilla[J]. Clin Oral Implants Res, 2010, 21(1):13–21.

[27] Araújo MG, Wennstrom JL, Lindhe J. Modeling of the buccal and lingual bone walls of fresh extraction sites following implant installation[J]. Clin Oral Implants Res, 2006, 17(6):606–614.

[28] Botticelli D, Berglundh T, Lindhe J. Hard–tissue alterations following immediate implant placement in extraction sites[J]. J Clin Periodontol, 2004, 31(10):820–828.

[29] Araújo MG, Silva CO, Souza AB, et al. Socket healing with and without immediate implant placement[J]. Periodontol 2000, 2019, 79(1):168–177.

[30] Araújo MG, Linder E, Lindhe J. Bio–Oss collagen in the buccal gap at immediate implants: a 6–month study in the dog[J]. Clin Oral Implants Res, 2011, 22(1):1–8.

[31] Furhauser R, Florescu D, Benesch T, et al. Evaluation of soft tissue around single–tooth implant crowns: the pink esthetic score[J]. Clin Oral Implants Res, 2005, 16(6):639–644.

[32] Berglundh T, Lindhe J, Ericsson I, et al. The soft tissue barrier at implants and teeth[J]. Clin Oral Implants Res, 1991, 2(2):81–90.

[33] Gould TR, Westbury L, Brunette DM. Ultrastructural study of the attachment of human gingiva to titanium in vivo[J]. J Prosthet Dent, 1984, 52(3):418–420.

[34] Berglundh T, Lindhe J, Jonsson K, et al. The topography of the vascular systems in the periodontal and peri–implant tissues in the dog[J]. J Clin Periodontol, 1994, 21(3):189–193.

[35] Berglundh T, Lindhe J. Dimension of the peri–implant mucosa. Biological width revisited[J]. J Clin Periodontol, 1996, 23(10):971–973.

[36] Linkevicius T, Puisys A, Steigmann M, et al. Influence of vertical soft tissue thickness on crestal bone changes around implants with platform switching: A comparative clinical study[J]. Clin Implant Dent Relat Res, 2015, 17(6):1228–1236.

[37] Linkevicius T, Puisys A, Linkeviciene L, et al. Crestal bone stability around implants with horizontally matching connection after soft tissue thickening: A prospective clinical trial[J]. Clin Implant Dent Relat Res, 2015, 17(3):497–508.

[38] Kois J. Altering gingival levels: the restorative connection. Part I.Biologic variable[J]. J Esthet Restor Dent, 1994, 6(1):3–7.

[39] Kan JY, Rungcharassaeng K, Umezu K, et al. Dimensions of peri–implant mucosa: an evaluation of maxillary anterior single implants in humans[J]. J Periodontol, 2003, 74(4):557–562.

[40] Salama H, Salama MA, Garber D, et al. The interproximal height of bone: a guidepost to predictable aesthetic strategies and soft tissue contours in anterior tooth replacement[J]. Pract Periodontics Aesthet Dent, 1998, 10(9):1131–1141, quiz 1142.

[41] Kan JY, Morimoto T, Rungcharassaeng K, et al. Gingival biotype assessment in the esthetic zone: visual versus direct measurement[J]. Int J Periodontics Restorative Dent, 2010, 30(3):237–243.

[42] Jung RE, Sailer I, Hammerle CH, et al. In vitro color changes of soft tissues caused by restorative materials[J]. Int J Periodontics Restorative Dent, 2007, 27(3):251–257.

[43] Lin GH, Chan HL, Wang HL. The significance of keratinized mucosa on implant health: a systematic review[J]. J Periodontol, 2013, 84(12):1755–1767.

[44] Monje A, Blasi G. Significance of keratinized mucosa/gingiva on peri–implant and adjacent periodontal conditions in erratic maintenance compliers[J]. J Periodontol, 2019, 90(5):445–453.

第4章

美学区单颗牙种植修复
的美学修复原则

Cosmetic restoration principles of single
implant rehabilitation in the aesthetic zone

在美学区因为前牙缺失向医生寻求帮助的患者，大部分时候都在期待一个不逊于天然牙的最终修复效果，但实际上为达到这一目的需要克服很多困难。只是单纯地在已经吸收的牙槽嵴内植入种植体是很难达到美观效果的。医生要确立以美学治疗为目的、以修复为主导的种植治疗计划，通过仔细检查和诊断，从患者的面部特征和唇齿关系来判定上前牙切端的理想三维位置，决定恰当的牙齿高度和宽度，通过诊断蜡型排列或者数字化诊断的方法确定能够满足患者美观需求的修复体设计，再根据此修复设计评估牙列组织的条件，根据现有牙列条件制订种植方案。这样的理念在美学区单颗牙种植修复中尤其重要，在多颗牙缺失的情况也同样适用。

以美学修复为导向的诊断与评估

在美学区行单颗牙的种植修复治疗，一定在术前需要经过详细而完善的检查以及美学评估。这在本书的第2章中已有详细介绍，不在此进行赘述。需要强调的是，无论是外科背景、牙周背景还是修复背景的种植医生，要使患者实现最终良好的美学效果，种植体的三维位置和修复空间考量是种植前每位医生都应仔细考量的。

1. 种植体的三维位置

1.1 水平向位置

种植体的水平向位置包括近远中向位置和唇舌向位置。种植体的近远中植入位置应考量两个因素：第一，模仿天然牙根从骨内穿出的形态。种植体基台从牙龈内穿出的角度与形态直接影响种植体周黏膜的轮廓和形态。为了尽可能让种植体龈缘顶点与对侧同名牙龈缘顶点相对称，应模拟天然牙的穿出角度，使上前牙种植体的根方略偏远中，从天然牙根的位置以类似的角度穿出（图4.1）。第二，龈乳头的再现。Funato等[1]报道种植体距离天然牙的距离过小会造成天然牙

周围的支持骨丧失。因此，其安全范围被确定为1.5mm。而相邻种植体之间的距离小于3mm时，期间的骨水平也会因为骨改建而丢失（表4.1）。因此，为了维持骨高度，避免由于骨改建造成的龈乳头丧失，应尽可能使种植体相距较远的距离。

种植体颈部的唇舌向位置依然要满足以修复为导向的种植设计，应尤其注意以下几点：

（1）尽量使螺丝孔从舌隆突的位置穿出。

（2）能够保证种植体唇侧至少2mm的骨厚度，以避免骨吸收。Winkler等[2]称，如果唇侧骨厚度不足1.9~2.0mm，会发生骨吸收，进而表现为骨高度降低、种植体螺纹暴露。

（3）距离基台牙冠的外形高点至少2mm的颊腭水平向距离，以便为上部修复体提供修复空间。

1.2 垂直向位置

种植体的植入深度需要考量两个重要原则：生物学宽度和穿龈轮廓。种植牙中生物学宽度的概念是从天然牙的生物学宽度而来，由结合上皮及结缔组织组成，形成生物学封闭以抵抗口腔细菌及食物残渣入侵。在2017年的世界牙周研讨会上，不仅对牙周病和种植体周围病进行了新

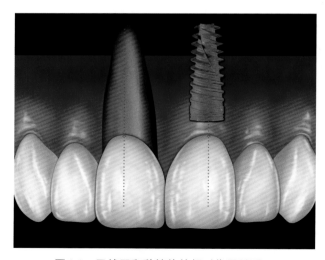

图4.1 天然牙和种植体的相对位置关系。

表4.1　龈乳头高度界限分类

种类	修复环境	近邻界限	软组织高度界限
1	牙–牙	1mm	5.0mm
2	牙–桥体	N/A	6.5mm
3	桥体–桥体	N/A	6.0mm
4	牙–种植体	1.5mm	4.5mm
5	种植体–桥体	N/A	5.5mm
6	种植体–种植体	3.0mm	3.5mm

分类[3]，对生物学宽度的概念也进行了进一步的明确，即生物学宽度特指嵴顶上附着组织。对天然牙周而言，附着组织的长度为2.04mm，龈缘至嵴顶大约为3mm，这是临床上普遍使用的3mm"宽度"的来源。种植牙依然沿用了这一概念。尽管后续的研究发现种植体周围的"生物学宽度"与天然牙有微观结构上的不同，但在临床工作中，依然把3mm作为一个保护生物学宽度不受侵犯的基线[4]。从这个概念来讲，美学区种植经常使用的骨水平种植体应位于最终修复龈缘位置的根方3mm。该理念结合患者唇舌向位置的要求——种植体颈部位于颊侧颈部轮廓内2mm，共同组成了前牙美学区单颗牙种植的3A-2B原则[3]。当然，3mm是一个基本概念，具体到不同的种植体系统、不同的牙龈生物型，以及不同穿龈轮廓的需求，种植体深度还要因地制宜进行微调。比如，当理想龈缘位置距离种植前骨嵴顶不足3mm时，需要进行骨下植入，以保证种植体–骨结合的冠方3mm的生物学封闭。如果选择了带有平台转移的骨水平种植体，愈合后的骨嵴顶很可能位于种植体平台的冠方。为了创造良好的穿黏膜形态以维持理想的龈缘位置，则需要大于3mm的垂直向空间，也就是更深地向骨内植入种植体。

1.3　植入角度

除了水平向（近远中向、唇舌向）和垂直向的位置外，种植体的植入角度也是非常重要的。

越来越多的证据表明，螺丝固位的上部修复体对于避免生物学并发症更加有利，能够实现螺丝固位的种植体角度更加受到医生的青睐。结合这个要求和前述的几个条件：

（1）唇侧骨板厚度＞2mm。

（2）种植体颈部位于上部修复体外形高点内侧2mm以内。

（3）位于理想龈缘根方3mm。

（4）螺丝孔的穿出位置位于切缘舌侧，我们不难勾勒出理想的种植体三维位置和角度。

然而值得注意的是，由于牙槽突在前牙区呈现前突的形态特征，以及在亚洲人中非常常见的Ⅱ类2分类内倾性深覆𬌗，要使每一位患者都实现上述理想的种植体位置并非易事（图4.2）。尤其是即刻种植中，由于大多数患者牙根在矢状面的位置都属于Kan教授提出四分类中的Ⅰ类（详见第3章），即整个牙根贴近颊侧骨壁，这样的解剖结构使得种植体在以获得初期稳定性为前提的考量下，会折中选择粘接固位的上部修复体，通过角度基台来调整种植体长轴和牙冠长轴之间的角度差（图4.3）。在角度的选择上，出于对机械并发症的审慎，建议种植体长轴和牙冠长轴的角度差不应大于30°。否则，角度基台的唇侧壁过薄，会有基台折裂或螺丝折断的风险。同时在种植体–基台连接部唇侧的软组织也会很容易因为张力而出现退缩，进一步出现美学并发症（图4.4）。

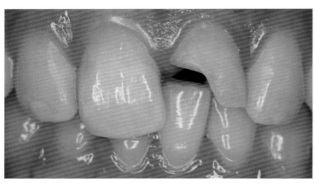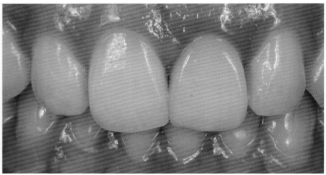

图4.2 内倾性深覆殆病例即刻种植修复前后。（图片由杨静文医生提供）

2. 种植体的选择

2.1 骨水平种植体

美学区种植不同于后牙区种植的一大特点就是对美学效果近乎苛刻的要求。这一美学效果的呈现最关键的影响因素就是粉色美学的呈现。粉色美学一方面表现为对形态的要求，另一方面表现为对颜色的需求。因此需要获得个性化的、能够呈现黏膜粉色特征的穿龈结构。由于软组织水平的光滑颈所具有的膨大颈环压缩了修复空间，且钛的颜色对美学效果呈现并不理想的特点，美学区单颗牙种植修复提倡使用骨水平种植体来完成。

2.2 种植体直径

按照以修复为导向的种植设计原则，医生可以在治疗前明确种植体的三维位置。据此，还可计算出可选的种植体直径。按照前述种植体–牙间距至少1.5mm、种植体间距至少3mm的原则，可以明确种植体直径范围。同时，为满足唇侧至少2mm骨板和即刻种植中"跳跃间隙"的空间需求并结合前牙区解剖的限制，一般来说，前牙区种植的可选直径为3～4.5mm。对于上颌侧切牙以及下前牙位点，直径选择会更小，通常建议根据间隙选择直径更小的4mm以下的种植体。

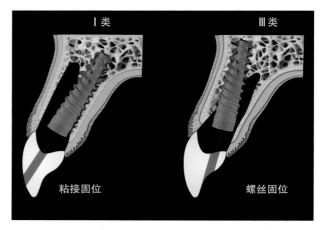

图4.3 即刻种植中螺丝固位和粘接固位的示意图。

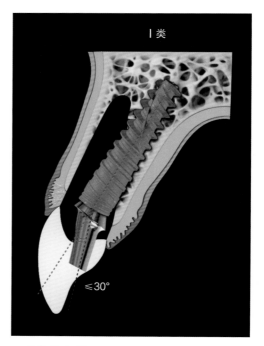

图4.4 种植体长轴和牙冠长轴的角度差≤30°的示意图。

3. 𬌗力的设计

3.1　生物学考量

种植牙与天然牙具有显著不同的生理动度和咬合力感知能力。由于牙周膜的悬吊作用，天然牙在生理情况下在垂直向、水平向和旋转方向上都存在一定的动度。当受到垂直向咬合力的时候，一颗健康牙齿的动度在25～100μm。种植体与骨组织形成的骨结合缺乏牙周膜，其受到咬合力时动度主要来源于种植体周围的牙槽骨变形，垂直向动度仅为天然牙的1/9[5]。同样，也是由于缺乏牙周膜及其内部的机械感受器，种植体不具备针对咬合创伤的保护性反射。

种植牙承担咀嚼功能时，咬合力通过牙冠、基台和种植体向骨内传递。由于缺乏皮质骨衬里，达到骨嵴顶的力量很难被颌骨有效分担。因此，当咬合力向下传递时，不能在牙槽嵴顶得到有效分散，只能传递到包括骨结合界面在内的种植体周围。当咬合力过大的时候，力量过载，超出骨–种植体界面的生物力学承受范围，造成种植系统的骨结合破坏[6]。当种植体角度不佳、修复体存在早接触、悬臂梁或患者自身存在口腔副功能等情况下，咬合过载更容易产生。为了避免种植体咬合过载，在美学区进行种植方案设计的时候，要进行全面的术前咬合检查。深覆𬌗、闭锁𬌗的咬合状况往往意味着种植牙在开口运动的初始阶段受到更多的水平向分力，是种植并发症的风险因素。

3.2　机械考量

除了生物学的角度，医生还需要从种植修复体机械结构的角度考量咬合设计。据文献统计，种植单冠、种植体支持式固定义齿及悬臂梁修复中崩瓷、螺丝松动等修复学并发症的发生率高达10%～12%。这些并发症都与生物力学因素有关[7]。其中，咬合力的侧向分力是导致修复体崩瓷、螺丝松动折断、基台折断的主要原因。牙尖倾斜度越大，种植体受到的侧向力越大。牙尖倾斜度增加10°，弯曲力矩会增加30%[8]。因此，种植方案设计应尽可能使咬合力沿着种植体长轴的方向传递。然而颌骨的外形特点使得美学区的𬌗力必然存在不同于种植体长轴的水平向分力。因此，美学区种植修复的咬合力分布具有不同于后牙区的特点。面对不可避免的侧向力，美学区种植修复设计需要关注修复基台的角度、形态、强度、螺丝孔穿出位置、种植体直径，以及唇侧骨板厚度，以减少机械并发症发生的风险。

临时义齿

对于美学区单颗牙的种植修复，临时义齿起着非常重要的作用。临时义齿不仅可以帮助患者快速恢复美观，还可以起到诊断评估和塑造穿龈轮廓的作用，是整个治疗中不可或缺的一部分。

1. 临时义齿的种类

种植术后的临时修复体可以分为可摘临时义齿和固定临时义齿两种。常见的可摘临时义齿有可摘局部义齿式临时义齿和𬌗垫保持器式临时义齿，而固定临时义齿包括粘接桥/马里兰桥式固定临时义齿和种植体支持式临时义齿（图4.5和图4.6）。如何进行修复体的选择，需要综合考虑患者的主观意愿、咬合、种植手术的类型，以及邻牙的基本条件。

可摘局部义齿式临时义齿类似传统的可摘局部义齿，是价格低廉、制作简单的临时修复方案。但同时，作为种植术后临时义齿的可摘局部义齿又与传统可摘局部义齿有极大的不同。传统可摘局部义齿的基托组织面与剩余牙槽嵴黏膜贴合，口内的被覆黏膜为义齿提供支持和稳定。但对于种植术后的术区来说，任何对黏膜的压迫都有可能造成对种植愈合的不利影响。包括：植骨区域骨粉塌陷、吸收；术区黏膜穿孔、坏死；生物膜暴露、骨粉外溢、感染；种植体骨结合不

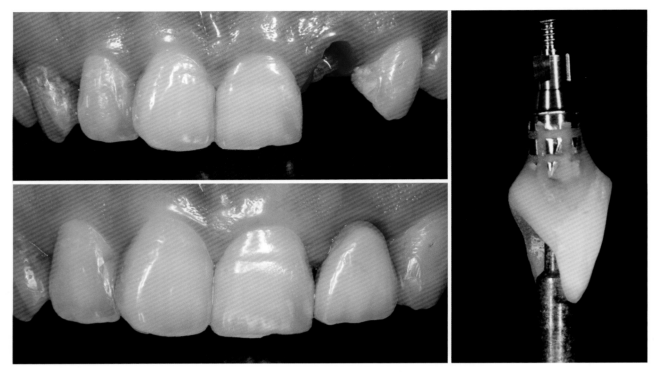

图4.5 种植体支持式临时义齿。（图片由杨静文医生提供）

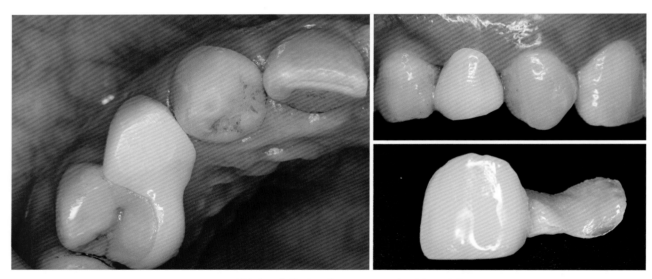

图4.6 马里兰桥式固定临时义齿。（图片由杨静文医生提供）

良、种植失败等。为了避免义齿基托的压迫可能导致的这些不良影响，种植术后的活动临时义齿一定要通过基托组织面的缓冲调磨来避让术区黏膜。

在模型上实现基托组织面的调磨是容易的。在静态状态下很容易确认义齿基托与黏膜脱离接触。然而当活动义齿在患者口内行使功能的时候，义齿出现的下沉、旋转、翘动都可能会对术区黏膜造成压迫。因此，反复、仔细地检查义齿的固位力和稳定性非常必要。如果不能保证义齿的稳定性，建议避免使用可摘局部义齿式临时义齿。

另一种𬌗垫保持器式临时义齿也属于可摘式临时义齿。其制作方法、形态特征和正畸治疗后的透明压膜保持器类似。首先，获取患者的牙列模型，在模型上制作缺牙区的牙齿蜡型，用印模翻制带有缺牙区牙齿形态的模型，在新的模型上压制具有一定刚性的透明压膜。最后，在蜡型对应的透明膜内充填牙色树脂作为临时修复体。同样，树脂临时修复体的龈端需要和黏膜脱离接触，避免造成可能的压迫。𬌗垫式保持器是天然牙支持式可摘临时义齿，相对前述黏膜支持式的可摘局部义齿临时修复体来说，更加稳定。但𬌗垫式义齿的缺点在于造成了上下颌牙列的咬合分离，会给患者的咀嚼带来困难。因此临床上建议患者在进食以及睡眠时摘下𬌗垫式临时义齿并保证每天对义齿进行清洁。一旦发现义齿折裂破损，要及时更换，避免义齿下沉对组织造成压迫。

在种植术后的恢复阶段，固定式临时义齿更加常用。其固定方法可以分为种植体固定和天然牙固定两类。如果种植体能够穿龈愈合、初始稳定性足够——满足种植体即刻负重的要求（一般至少35Ncm），并且与对颌牙无咬合接触，应优先选择种植体固定的临时义齿以便更好地塑造穿龈轮廓。通过与种植体相配套的临时基台或钛基底制作树脂临时修复体，并用螺丝固位在种植体上，可以让患者体验到最大限度的舒适。但同

时，医生也应充分告知患者种植后即刻负重的风险，并建议其时刻保持警惕，以避免出现由于临时修复体微动造成的种植体骨结合失败。

如果患者条件不满足种植体支持式临时义齿的制作条件，而相邻天然牙健康无松动，天然牙支持式固定临时义齿也是不错的选择。天然牙支持式固定临时义齿主要是双端粘接桥的形式。借助于翼板将桥体固定在相邻天然牙上。粘接桥的材料可以选择金属烤瓷（金属翼板）、烤塑（纤维增强型树脂翼板）、全瓷（氧化锆或者二硅酸锂）。综合价格、牙体预备量等因素，烤塑和贱金属烤瓷的粘接桥是临床的首选。

2. 临时义齿的制作及调整

美学区临时义齿的功能除了在正式修复前填补缺牙间隙，还有一个重要功能——作为正式修复体的诊断式义齿。通过给患者佩戴临时修复体这一美学沟通的媒介，可以更加具体地了解患者的美学需求，并通过一定程度的调改来落实最终修复体的理想形态。以下以种植体支持式临时冠为例，来讲解其制作过程、调改时机以及调改方法。

临时修复体的制作方法可以分为直接制作法和间接制作法两种。由医生直接在诊椅旁完成临时修复体制作的方法属于直接制作法。在种植后采集种植体水平印模灌注石膏模型，再由技师在技工室完成的临时修复体制作属于间接制作法。直接制作法更加快捷，但该方法占用诊椅时间，也需要医生具有丰富的修复经验，以便在很短的时间内完成。无论是直接制作法还是间接制作法，具体步骤大致包括：放置临时基台、塑造唇侧外形、修整穿龈轮廓、戴入调𬌗4个步骤。

2.1　放置临时基台

常用的临时基台分为钛合金基台和聚醚醚酮（Polyether Ether Ketone, PEEK）材料两大类。用于制作临时修复体的钛合金基台往往是基底的形式，通过固位槽为树脂临时冠提供固位。对于

前牙美学区单颗牙的种植修复，通常选择带有抗旋结构的冠用基台。选择好基台以后，将基台戴入患者口内或就位于模型上，就位后轻轻旋入螺丝。根据基台的角度和方向，用描记笔记录超出临时冠形态以外的部分。然后取下基台，在口外用手机切削掉基台多余的部分以备后续使用。

PEEK为线性芳香族高分子化合物，凭借其卓越的力学性能、化学稳定性、可靠的生物安全性、适宜的弹性模量、良好的表面性能等特性，近年来在口腔医学领域得到了广泛应用。PEEK作为临时基台材料使用时，呈现为一种米黄色或白色的有机聚合物和结晶热塑性塑料，具有优良的机械性能、耐腐蚀性能，以及抵抗有机物和潮湿环境侵蚀的能力。不过，PEEK表面能较低，用常规处理方法进行粘接时难以获得理想的粘接效果。因此，在临床上应根据实际情况进行适当的选择。

2.2 塑造唇侧外形

临时修复体的唇面形态直接决定了临时修复体的美学。因此，唇面形态尤为重要。理想的临时修复体唇面形态应该与对侧同名牙具有镜面对称的特点。包括：近远中切角、边缘嵴、颈嵴、邻面接触区、切端发育叶等。医生可以通过术前采集患者口内信息，制作诊断蜡型来获得临时修复体的唇面形态。在准备好临时修复体的诊断蜡型后，通过硅橡胶翻制蜡型阴模，用适宜颜色的牙色树脂在硅橡胶阴模上制作唇侧树脂壳。有时候，为了方便树脂壳在口内准确地就位，可以制作具有定位结构的翼板。待树脂壳就位以后，通过粘接剂和流体树脂，将树脂壳与临时基台粘接在一起。

对于直接法制作树脂冠具有信心的医生，也可以利用钛基台直接在口内堆塑临时冠。通过在口内堆塑临时冠的大致外形，并用描记笔记录龈缘的位置等。有经验的医生可能只需要10～20分钟就可以做出形态适宜的树脂临时修复体。

2.3 修整穿龈轮廓

穿龈轮廓指基台牙冠从种植体平台到黏膜边缘的外形。临床上可以通过调整穿龈轮廓的突度来改变黏膜边缘的位置。与天然牙情况类似，增加突度，可以将黏膜边缘位置推向根方；减小突度，可以诱导黏膜边缘位置向冠方移动。

穿龈轮廓的形态对于临时修复的意义包括生物学和美学两方面。首先，临时修复体的穿龈轮廓要达到封闭创口的作用。生物封闭一方面需要穿龈轮廓具有一定的直径；另一方面，穿龈材料需具有一定的生物相容性，允许来自种植体周组织的生物学封闭的形成。其次，修复体的穿龈形态应当遵循生物学原则，即生物学宽度的原则，不会造成种植体周围的骨吸收。比如，牙槽骨距离修复体的穿龈部分至少应当保持1～2mm的距离[9-10]，当小于此生理范围时，就会影响种植体周黏膜的血运，导致软硬组织改建，发生软组织退缩。再次，种植修复体的穿龈轮廓与天然牙的穿龈轮廓形态不同。种植修复体的穿龈形态要能够为种植体周组织提供生长愈合的空间和适宜的支撑，而这也直接与我们的美学效果尤其是粉色美学效果紧密相关。

为了同时实现空间的维持和适宜的支撑，修复体穿龈轮廓分为两个功能区域[11]：关键轮廓区（Critical Contour）和次要轮廓区（Subcritical Contour）。关键轮廓区是指龈缘/黏膜边缘附近最靠近冠方的一圈宽1～2mm的环形条带，其形态直接影响龈缘/黏膜边缘最高点的位置和龈缘形态。次要轮廓区位于关键轮廓区根方，可以影响唇侧黏膜轮廓的丰满度，同时也能间接地影响龈缘的冠根向位置。所以，在种植体位置理想、种植体周组织充裕的情况下，通过在不同时期、不同黏膜条件下对关键轮廓区和次要轮廓区的穿龈形态进行调整，可以在一定程度上控制黏膜边缘的位置。

2.3.1　即刻

在种植术后的即刻，关键轮廓区的形态和天然牙龈缘形态接近，但在唇侧的位置需要有0.5mm左右的减径。次要轮廓区的形态，则应尽可能凹陷，以便为血凝块和移植材料创造足够的空间，也是为周围黏膜组织的生长和愈合提供充足的空间。

2.3.2　择期

在骨结合完成以后、正式修复之前，黏膜的愈合也已经完成。此时，评估种植体周围黏膜的丰满度和黏膜边缘的位置，再依据"增加突度，黏膜退缩；减小突度，黏膜冠方移动"的原理进行调改。

2.3.3　唇侧关键轮廓区

唇侧关键轮廓区决定唇侧龈缘位置。对于过增量的牙槽嵴，软组织边缘位于理想龈缘冠方，需要向根方增加关键轮廓区的突度，挤压软组织边缘向根方移位；对于软组织边缘位置理想者，关键轮廓区模仿天然牙形态即可；如果使用结缔组织移植+临时修复弥补软组织缺损，也需要注意缩小唇侧关键轮廓区，为软组织移植物创造空间，避免龈缘处过度施压。对于软组织边缘位于理想龈缘根方者，需要缩小唇侧关键轮廓区，以便软组织边缘冠向移位。

2.3.4　邻面关键轮廓区

邻面关键轮廓区决定龈外展隙及牙齿形态，需要尽可能模仿天然牙形态，而对于龈乳头高度不足、需要弥补者，邻面关键轮廓区的增加可以挤压龈乳头使其轻微增长，但是会形成更长的邻面接触区和更加趋近于方形的牙冠形态。

2.3.5　唇侧次要轮廓区

唇侧次要轮廓区可少量弥补唇侧软组织轮廓缺陷。对于过增量的牙槽嵴或理想的牙槽嵴形态，唇侧次要轮廓区可以选用平直或凹形，避免对软组织过度施压。而对于轻度水平向缺损的牙槽嵴，可以考虑增加修复体次要轮廓区的突度，弥补水平向缺损，此举可在不影响软组织边缘的前提下支撑其下方软组织，达到更加协调的唇侧软组织轮廓。

2.3.6　邻面次要轮廓区

增加邻间区次要轮廓区的突度，可以挤压龈乳头，使其增长0.5~1mm，这也是在不改变关键轮廓区形态，即不改变牙齿形态的前提下实现的。

值得注意的是，种植体黏膜边缘位置以及黏膜轮廓的影响因素众多，修复体的穿龈轮廓仅为因素之一，应了解其效果的局限性。如果是由于软硬组织缺损造成的黏膜根向移位，就应当结合种植体位置、骨量、骨形态、软组织质量等因素综合进行考量。

由于不同个体对修复体穿龈形态改变的反应各不相同，建议在一开始先进行尝试性调改。待形态改变和黏膜改变线性相关并且可控的时候，再根据理想黏膜形态和位置调改穿龈轮廓到位。两次调改之间应间隔一段时间（软组织愈合至少15天），以便黏膜适应新的形态。但同时应尽可能减少反复进行调改的次数。因为每次摘下修复体，都是一次对生物学封闭的破坏，会导致临床难以观察到的骨吸收（表4.2和表4.3）。

2.4　戴入调𬌗

待临时义齿形态调整合适以后，用树脂抛光的工具对其进行序列抛光。应避免在穿龈轮廓区涂布任何含有硅基的光亮剂，用浮石打磨抛光后蒸汽清洁消毒可以实现良好的上皮细胞附着。临时修复体戴入口内以后，用手拧紧中央螺丝，扭矩不得超过15Ncm，封闭螺丝孔，进行咬合检查。美学区单颗种植体即刻修复的临时修复体应避免任何形式的咬合接触，因此应该调改咬合面至完全脱离咬合接触。邻接触也应该同时去除以避免由于相邻天然牙的微动造成的临时修复体微动。如果是骨结合完成以后戴入临时修复体，则可以根据咬合状态评估最终修复的修复体空间，并以此为依据来明确是否需要进行对颌牙的调改。

穿龈轮廓的获取和个性化转移

种植体周围穿黏膜附着的上皮及结缔组织的三维形态是在术后的愈合期确定的，这个愈合过程需数周时间完成。待软组织愈合完成，软组织塑形稳定并在美学区种植正式修复之前，医生需要复制临时修复体冠的穿龈轮廓并将其准确地转移到工作模型上，以确保最终修复体的穿龈轮廓与临时修复体设计完全一致。由于软组织袖口在离开临时修复体支撑以后会收缩变形，因此，需要通过个性化转移方法制取软组织印模。

1. 直接法

利用临时冠对软组织的支撑，在取下临时修复体后，迅速戴入印模杆并在软组织袖口内注入化学固化流动树脂，制作直接法个性化印模杆。此处树脂类型以固化时间短、产热少者为宜。在流动树脂固化以后，取聚醚或硅橡胶印模。将个性化印模杆连接替代体后在印模内复位，灌制模型，制作个性化基台及牙冠（图4.7）。

表4.2　即刻种植中临时义齿穿龈轮廓的处理原则

轮廓	唇侧	邻面	腭侧
关键轮廓区	相对天然牙减少0.5～1.0mm突度	与天然牙平齐	与天然牙平齐
次要轮廓区	尽可能地凹陷	尽可能地凹陷	尽可能地凹陷

表4.3　非即刻种植时临时义齿穿龈轮廓的处理原则

轮廓	唇侧软组织			邻间软组织		腭侧软组织
	比理想水平偏冠方	理想水平	比理想水平偏根方	保持	轻微丧失	
关键轮廓区	增加唇侧突度/增加根方毗邻部位突度	与天然牙一致	减少唇侧突度/减少根方毗邻部位突度	与天然牙一致	与天然牙一致	与天然牙一致
次要轮廓区	平坦或稍微凹陷	平坦或稍微凹陷	增加突度	与天然牙一致	增加突度	与天然牙一致

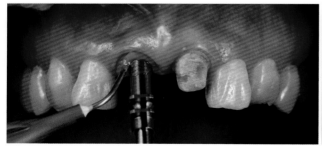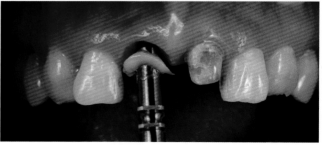

图4.7　直接法制作个性化转移杆。（图片由杨静文医生提供）

2. 间接法

利用临时冠的穿龈形态。取下临时修复体，口外制作个性化印模杆。在替代体末端用流动树脂制作防旋转尾翼，将临时冠和替代体连接在一起；周围用油泥型硅橡胶包裹，复制临时冠的龈下形态，修整硅橡胶边缘至平齐龈缘水平，并标记唇面方向；取下临时冠，戴入印模杆及印模帽，在硅橡胶印模内注入流动树脂，再现临时冠龈下形态，并标记唇面方向；树脂固化，获得个性化印模杆。将个性化印模杆戴入口内，制取聚醚或硅橡胶印模。将印模杆连接替代体后在印模内复位，灌制石膏模型，制作最终修复体（图4.8）。

3. 修复体水平印模——闭窗法

利用临时冠的穿龈形态。在临时冠表面制备3条定位轴沟，不取下临时修复体，制取硅橡胶或聚醚印模。制备定位轴沟的目的是减少临时冠在印模内复位时可能发生的位置改变，条件允许时可不制备。将临时冠从口内取下，连接替代体，插入到印模当中，灌制工作模型。

4. 修复体水平印模——开窗法

利用临时冠的穿龈形态。取下中央螺丝，选用开窗式印模杆的固位螺丝固定临时冠，取开窗式修复体水平印模。当印模材料固化后，旋松螺丝，取下印模，临时冠同时脱位，将替代体和

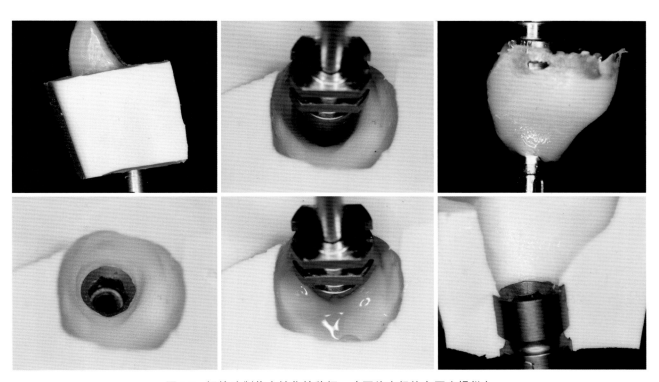

图4.8 间接法制作个性化转移杆。（图片由杨静文医生提供）

临时冠连接在一起。灌制模型，制作最终修复体（图4.9）。

当开窗式印模杆的固位螺丝无法用于固定临时冠时，可继续采用中央螺丝，但用蜡线占用螺丝通道，取开窗式修复体水平印模，当印模材料固化后，取出蜡线，通过蜡线占用的通道用螺丝刀旋松临时冠固位螺丝，取下印模，临时冠同时

脱位。将替代体和临时冠连接在一起。灌制模型，制作最终修复体（图4.10）。

5. 两步法复制个性化穿龈形态

临时修复体完成软组织塑形以后，常规印模方法制作阴模备用，覆盖范围包括种植临时冠、邻近软组织及邻牙。取下临时冠，常规取种植体

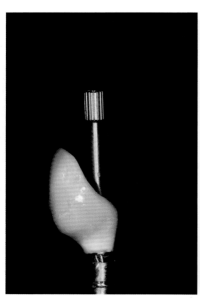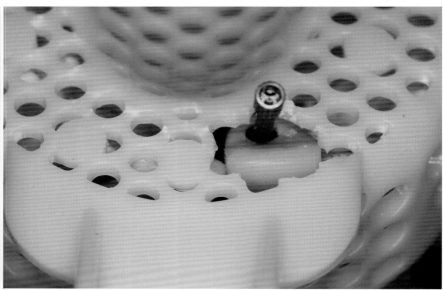

图4.9 修复体水平印模——印模杆法。（图片由杨静文医生提供）

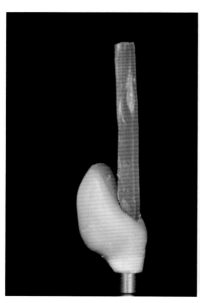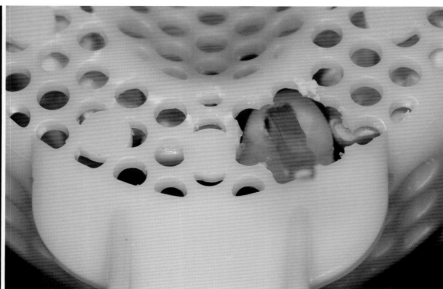

图4.10 修复体水平印模——蜡线法。（图片由杨静文医生提供）

水平印模，灌制含人工牙龈的石膏模型。去除人工牙龈，在石膏模型上依次戴入临时冠和前述硅橡胶阴模，二者之间注入人工牙龈。人工牙龈固化后，取下临时冠戴回口内，获得工作模型。制作最终修复体并戴入口内。

6. 数字化印模

利用临时冠对软组织塑形后，口内扫描记录临时修复体、相邻牙齿以及牙龈的形态。取下临时修复体，口内扫描记录种植体位置、相邻牙齿以及牙龈的形态。口外扫描临时修复体龈上及龈下形态。口内复位临时修复体，继续扫描对颌牙以及咬合关系。将前述3组扫描文件导入CAD软件当中，将种植体位置、临时修复体穿龈轮廓（即软组织袖口形态）和周围软硬组织信息配准，获得数字化印模。

最终修复体

最终修复体可以说是最终美学效果呈现的"临门一脚"，也是众多患者评价其最终美学效果的标尺。因此最终修复体的材料选择、固位方式以及咬合关系都对美学区单颗牙种植修复的效果影响很大。

1. 最终修复基台材料

目前全球在售的基台种类数万种，从材料分类来看，曾经或正在被广泛使用的基台主要为钛合金、金合金和氧化锆这三大类。

钛是一种兼具韧性、耐腐蚀性和高强度重量比的金属材料，再加上其良好的生物相容性，被广泛用于医学领域。医用钛合金，主要成分除钛以外，还含有6%铝、4%钒和其他微量杂质，即Ti-6Al-4V，也写作Ti6Al4V。相较于纯钛，Ti-6Al-4V合金强度显著提高，能提供更高的抗拉强度和抗断裂性能，因此广泛用于种植修复基台的生产制作。临床上钛合金基台的方式有多种，包括预成钛基台和个性化加工的钛基台（图4.11）。

在过去的10年里，金合金材料曾因为其特有的颜色和可铸造性能被广泛用于前牙种植修复。种植体的铸造金合金成分为：60%~65%金、

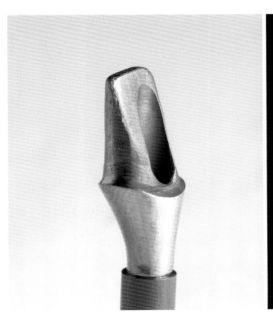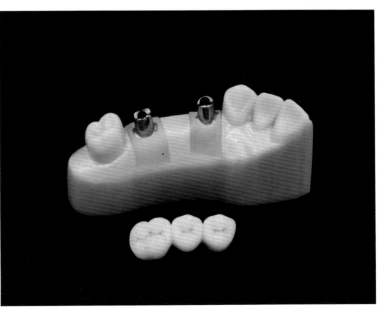

图4.11　切削制作的个性化基台。表面氮化涂层处理过的切削而成的个性化基台。（图片由杨静文医生、撒悦医生提供）

20%～25%钯、19%铂和1%铱。其中，为解决"成品基台"形态局限性而开发的可铸造基台，称为UCLA基台，一度非常流行。尤其是在铸造工艺时代，其应用很广泛。从一体冠到个性化基台，再到全口修复的杆卡等，UCLA基台都可以胜任。这种基台由机械加工的金合金基底和与之相连的塑料套管组成；金合金基底与种植体相匹配；塑料套管可以切割和修改，制作蜡型用于金合金铸造。但是，从Abrahamsson等于1998年的动物学研究开始[12]，学界逐步发现：与钛相比，金合金的软组织亲和性较差。自此，许多临床医生开始摒弃金合金铸造基台。而Welander与Abrahamsson[13]在后期的研究中再次验证，与金合金相比，钛合金和氧化锆基台周围的黏膜组织有更少的以中性粒细胞浸润为主的炎症反应，因此具有更优越的生物相容性。至此，学术界得出共识性的结论：氧化锆和钛合金是生物相容性更高、适合用于种植修复基台的材料。

二氧化锆是一种白色晶体材料，具有良好的美学特性。除此之外，氧化锆最大的优势是卓越的组织整合能力。如前所述，形成生物学封闭的关键是要形成穿龈袖口内细胞和种植体基台的附着，也就是结合上皮和结缔组织的附着。上皮细胞喜欢黏附表面光滑的材料，高度抛光的氧化锆表面具有适宜上皮细胞黏附结合的特性。有时，结合上皮处的上皮细胞和氧化锆表面的黏附力甚至强于上皮细胞和其下方无钉突结缔组织的结合力，导致医生在取下基台的时候，结合上皮的上皮细胞随着基台从结缔组织表面撕脱，暴露出新鲜的组织创面，也就是临床上取下基台后即刻在袖口光滑内表面看到的出血点。良好的组织整合能力是维持粉白美学稳定性的重要因素。除此以外，氧化锆还有一个优于钛合金材料的优点，即氧化锆抵抗细菌黏附的能力优于金属钛合金。众所周知，菌斑生物膜的形成要经过获得性薄膜（Acquired Pellicle）形成、细菌黏附（Adhesion）和共聚（Coaggregation），以及

最后的细菌定殖（Colonization）。材料的亲水性受材料自身的表面能影响。表面能量高，亲水性好，唾液蛋白或糖蛋白更易于吸附至牙面形成获得性薄膜，为细菌提供特殊受体，选择性吸附细菌至牙面。相反，表面能量越低，材料越疏水，越不利于获得性膜的形成，进而一定程度上抵抗了菌斑生物膜的形成。而这个特点，是保持种植体周围软硬组织长期稳定性的关键。

基于以上论述的各个方面，即良好的生物相容性、优秀的机械性能、美观的颜色、易于生物学封闭形成的光滑表面，以及低表面能量等优点，氧化锆被广泛使用于前牙美学区和后牙咀嚼功能区。

需要特别注意的是，由于氧化锆的弹性模量小、强度高，在另一方面也限制了它的应用。市面上有一种氧化锆基台是全氧化锆材料制作，即包括接口部位在内，除中央螺丝以外，都是一体氧化锆制作而成。这种基台的氧化锆接口通过中央螺丝和种植体相连。当基台牙冠在受到咀嚼外力产生微动时，基台接口的外表面和种植体接口内表面之间就会产生相互摩擦。此时，质地较软的钛合金就会在弹性模量小、强度高的氧化锆的摩擦下，产生划痕甚至磨损、变形。造成接口的永久损坏。因此，现在主流的氧化锆基台都是以钛合金基底作为和种植体相连的接口，来避免钛-锆摩擦引起的种植体损伤。

除此以外，体内研究发现，钛-锆连接的密合性不如钛-钛连接的密合性[14]，进而在和质地较软的钛相互摩擦的过程中会造成钛表面的磨损。值得一提的是：调改和打磨氧化锆给医生和技师带来了挑战。调改烧结后的氧化锆部件会显著增加产生微裂纹的风险，这可能导致后面行使咀嚼功能时出现破裂；之前曾用于临床的基台-种植体连接部为氧化锆的基台已基本被淘汰，目前，常推荐氧化锆基台与钛基底结合使用，常规用于美学区种植修复。

2. 基台选择和固位方式——螺丝固位、粘接固位

螺丝固位的起源可以追溯到Brånemark教授最初对于下颌无牙颌种植修复的应用。这可能也是最古老的基于骨结合的种植修复方式。种植体上面用中央螺丝连接穿龈基台，修复体通过修复螺丝连接到穿龈基台上，这也是现在许多种植系统的复合基台或者螺丝固位基台的起源。1988年，UCLA基台的发明使得修复体可以直接通过中央螺丝与种植体连接。在铸造工艺时代，UCLA基台的应用很广泛，从一体冠到个性化基台，再到全口修复的杆卡等，都可以胜任。但是无论从耗材还是工艺角度，价格都很昂贵。随着CAD/CAM技术的发展，诞生出一种性价比更高的方案——CAD/CAM制作修复体后，将修复体与原厂基底在技工室阶段粘接，以一体冠的形式返回临床，大大方便了临床医生的使用。

种植牙的粘接固位类似于天然牙冠修复的粘接操作，整个过程比较简单。但粘接固位修复产生的多余水门汀粘接剂，已被公认为引起种植体周围炎的风险因素。Staubli等学者于2017年发表的系统综述，针对多余水门汀与种植体周围炎进行了研究[15]。他们通过总结26篇文献研究中的1010颗粘接固位种植修复体，发现种植体周围炎的发病率为1.9%～75%，其中33%～100%与多余粘剂有关。也就是说，这些纳入文章的研究里所报道的种植体周围炎，至少有1/3是与多余粘接剂有关。因此，在临床上进行种植义齿粘接固位时，需要小心谨慎。

而在应用粘接技术种植修复之前，需要明确粘接剂所面临的组织与天然牙有何不同。前述关于种植体周围黏膜与天然牙牙龈内纤维走行的不同，能够解释为何天然牙的冠粘接很少因粘接剂引起并发症，而常常见到因粘接剂引起的种植体周围炎。这也是学术界普遍更加倾向于使用螺丝固位上部修复体的原因。当然，两者的区别不局

限于此。下面，我们对螺丝固位和粘接固位的优缺点进行一个比较陈述。特别说明：本文所诉粘接固位特指口内粘接的固位方式，口外粘接形成基台一体冠再通过螺丝固定到口内的方式属于螺丝固位。

2.1　螺丝固位

螺丝固位修复体的最大优点就是方便拆卸。在骨结合以后，医生可以通过去掉螺丝孔封闭树脂，反向旋转固位螺丝取下基台和牙冠。这对于种植体的远期维护相当重要。当出现生物学并发症时，医生可以拆卸牙冠进行全面检查，也能有更好的视野和手术操作空间。必要时，也可以更换覆盖螺丝实现埋入式愈合。另外，当出现邻接触丧失、崩瓷、中央螺丝松动、基台折裂等修复并发症时，螺丝固位的修复体也能在保存牙冠的情况下，轻松取下上部修复体，进行相应的处理。

螺丝固位的第二个优势是𬌗龈向修复空间要求低。如果是粘接固位，𬌗龈向修复空间需要3mm穿龈、4mm固位高度和1～2mm𬌗面修复体厚度。这样计算种植体平台（骨水平）到对颌牙𬌗面至少需要8～9mm空间。而如果选用螺丝固位的方法制作基台一体冠，𬌗龈向只需要5～6mm的空间可以完成修复。

此外，在前牙美学区种植经常使用的临时修复体整塑牙龈的场景中，螺丝固位的优点使得穿龈形态的反复调整变得简单便捷。不需要破坏原有结构，在旧的牙冠上进行添加和调改就可以完成。

螺丝固位也并非没有缺点，其最大的应用限制来源于螺丝孔的穿出位置。为了避免螺丝孔从美观区穿出，种植体的三维位置要求非常严格，需要完全以修复为导向进行种植体的植入。在前牙美学区，由于牙槽突形态的特点，为了满足螺丝孔从舌隆突穿出，种植体的根方有时不得不位于唇侧骨板的外侧。针对这种情形，一部分学者

选择在唇侧种植体的根方翻瓣，进行GBR；另一部分学者选择使用能改变角度的种植体或基台，或者直接选择粘接固位基台，避免植骨。

2.2 粘接固位

和螺丝固位相比，粘接固位有粘接剂残留的风险、拆卸的不便以及对修复空间的更高需求。但同时，粘接固位也有其独特的优点。比如前文所提，当临床医生在前牙美学区开展即刻种植时，绝大多数情况需要将种植体植入腭侧骨组织来获得足够的初期稳定性。此时，种植体的长轴在很大概率上将从牙冠切端或唇侧穿出，而无法获得完全以修复为导向的种植体。此时粘接固位不失为一个备选方案。值得注意的是，即便粘接固位可以一定程度上补偿种植体长轴与牙冠长轴的角度不同，但这个角度不应大于30°。否则，粘接基台的形态会导致其强度下降，增加机械并发症的风险。

粘接固位的牙冠还有一个优点，就是具有完整的牙面形态，这样可以在前牙美学区保证更好的美学效果。需要特别注意的是，对于粘接固位的牙冠来说，其粘接界面应位于龈缘附近。由于种植体的穿龈袖口对抗外侵物质的张力远不如天然牙牙龈的张力，如果粘接界面位于龈缘下超过0.5mm，多余粘接剂在排出的过程中则会很容易向根方外溢。而由于牙冠及黏膜的阻挡，医生很难完全清洁，从而可能出现粘接剂残留，进而造成生物学并发症的隐患。因此，如果在前牙美学区需要使用粘接固位的方式，建议采用个性化基台，从而保证粘接界面的位置在龈缘附近，避免粘接剂残留。

2.3 改变角度的方法

临床上，改变角度可以分为嵴上改变（Supra-crestal Correction）、嵴下改变（Sub-crestal Correction），以及横向螺丝固位（Cross-pinning）。

嵴上改变是由角度改变基台（Angulated Abutment）实现的，因为基台在牙槽嵴上，因此称为嵴上改变。角度改变基台，又可分为成品基台与个性化基台。成品角度转换基台，通常用于全口种植的治疗方案，基台所改变的角度已事先确定（图4.12）。个性化角度改变基台，多用于前牙单颗种植体的情况，角度具体改变多少可由临床医生通过种植前的治疗计划、诊断蜡型而确定，比较有代表性的是Nobel公司的ASC角度螺

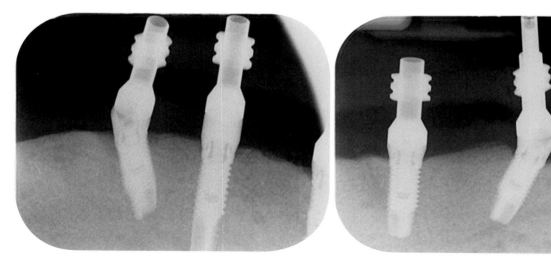

图4.12 远中使用了成品角度基台。（图片由陈惠医生提供）

丝基台，这些基台的问世，大大增加了种植修复螺丝固位的可能（图4.13）。但需要注意的是，角度改变基台可能会出现因螺丝无法达到预设负荷力而在长期使用后出现松动的概率[16]。另一方面，所需角度转变得越大，颊侧需要的基台壁厚度理论上应该越大，否则将容易出现基台折裂的情况。但较厚的基台壁，将对周围的牙龈产生压迫，影响美学效果。

嵴下改变的问世，即是针对角度改变基台螺丝预负荷不足而可能出现的固位螺丝松动现象[17]，把角度改变的通道转移到了种植体与基台的链接部位。由于角度转变的位置在种植体内，通道在牙槽嵴下，因此称为嵴下改变。比较有代表性的是Southern公司的Co-Axis®种植体（图4.14），可以提供12°、24°以及36°3种角度转换的选择[18]。在一项三维有限元分析研究中，研究者将一偏离种植体长轴22°方向的应力，分别加载在传统种植体与基台上以及相应的Co-

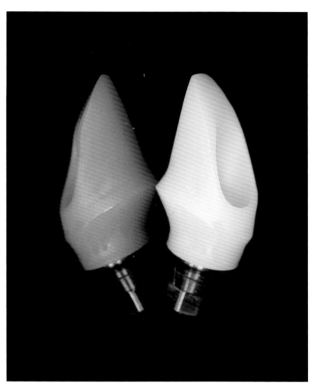

图4.13　NobelProcera® Angulated Screw Channel（ASC）角度基台。（图片由陈惠医生提供）

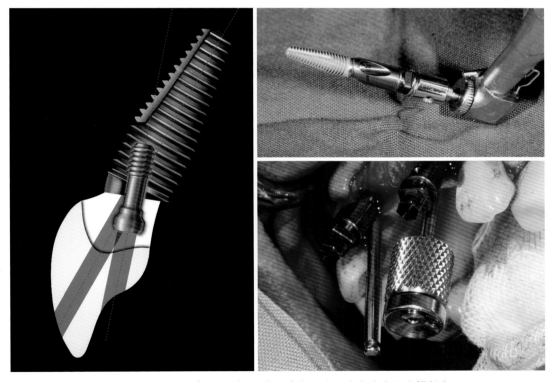

图4.14　Co-Axis®种植体提供嵴下改变。（图片由陈惠医生提供）

Axis®种植体与基台上，发现传统种植体颈部承受了更多的应力，且Co-Axis®种植体在前牙区99.1%的留存率，与传统种植体无差异[19]。

无论是角度改变基台，还是角度改变种植体，其角度改变的程度是有限的。当种植体长轴位置非常不理想时，即使使用角度改变的基台/种植体，也无法使得螺丝固位的通路在理想的殆面位置。此时，大多数临床医生只能选择粘接固位。澳大利亚的修复医生发明了横向螺丝固位（Cross-pinning）来解决这个问题，即通过一个横向的螺丝把种植冠固位在拥有横向就位道的个性化基台上。横向螺丝固位最大的优点是修复体可以拆卸，为治疗并发症提供了便利，但需要特别有经验的技师进行制作，增加了技工室工作的复杂性。另外，有临床医生表示，由于此类基台与种植冠间存在一定空隙（螺丝固位通道周围），使用时间久了以后，可能会出现因为食物残渣侵入间隙而导致患者口腔内异味的情况[20-21]。

3. 咬合设计

咬合功能的恢复是种植修复治疗的首要目标，咬合设计是种植修复中的重要环节，不良的咬合关系会加快并发症的发生，例如，种植体颈部骨吸收，减弱骨结合，增加种植修复的失败率等。种植修复的咬合设计要从咬合力的大小、方向、分散和骨组织支持等方面综合考量，并且要重视种植修复的定期复查和咬合调整，保护种植体和周围骨组织，维持修复体的长期稳定性。

由于种植体-骨结合界面缺乏类似牙周膜的生理弹性。所以，Misch于1994年提出了一种专为种植修复设计的咬合方案——种植体保护殆的概念[22]，旨在减小不良咬合负荷、建立和谐的咬合体系。种植体保护殆的设计有利于降低生物力学并发症的发生率，延长种植体和修复体的临床使用寿命。也就是说，在进行种植修复的咬合调整的时候，我们遵循"轻咬合不接触，重咬合

轻接触"的原则，避免在天然牙下沉时，种植修复体成为咬合高点。侧向运动时，工作侧和非工作侧的种植修复体应避免接触以减小侧向受力，同时避免早接触和咬合干扰。如果尖牙为种植修复体，则应先进行种植体支持式过渡义齿修复，寻找最适合患者的侧方引导方式。如果患者咬合稳定，则以维持患者现有咬合状态和咀嚼习惯为目标，设计侧方引导。如果患者咬合不稳定，则应在正中关系位寻找稳定的咬合状态，并通过过渡义齿寻找与之相匹配的侧方引导。由于同一牙弓内，天然牙和种植体的初期垂直动度差可大于$20\mu m$，种植咬合接触的检查中应考虑到轻咬合和重咬合时二者的差异。遵循"轻咬合无接触，重咬合轻接触"的原则：$8\sim20\mu m$咬合纸检查无接触，$20\sim100\mu m$咬合纸检查重咬合时的咬合接触点可及均匀散在分布的少数咬合点。

（杨静文　陈惠）

参考文献

[1] Funato A, Salama MA, Ishikawa T, et al. Timing, positioning, and sequential staging in esthetic implant therapy: a four-dimensional perspective[J]. Int J Periodontics Restorative Dent, 2007, 27(4):313-323.

[2] Winkler S, Morris HF, Ochi S. Implant survival to 36 months as related to length and diameter[J]. Ann Periodontol, 2000, 5(1):22-31.

[3] Rojas-Vizcaya F. Biological aspects as a rule for single implant placement. The 3A-2B rule: a clinical report[J]. J Prosthodont, 2013, 22(7):575-580.

[4] Zheng Z, Ao X, Xie P, et al. The biological width around implant[J]. J Prosthodont Res, 2020.

[5] Hammerle CH, Wagner D, Bragger U, et al. Threshold of tactile sensitivity perceived with dental endosseous implants and natural teeth[J]. Clin Oral Implants Res. 1995, 6(2):83-90.

[6] Misch CE, Suzuki JB, Misch-Dietsh FM, et al. A positive correlation between occlusal trauma and peri-implant bone loss: literature support[J]. Implant Dent, 2005, 14(2):108-116.

[7] Vere J, Bhakta S, Patel R. Prosthodontic complications associated with implant retained crowns and bridgework: a review of the literature[J]. Br Dent J, 2012, 212(6):267-272.

[8] Weinberg LA. Therapeutic biomechanics concepts and clinical procedures to reduce implant loading. Part I[J]. J Oral Implantol, 2001, 27(6):293-301.

[9] Abrahamsson I, Berglundh T, Wennstrom J, et al. The peri-implant hard and soft tissues at different implant systems. A comparative study in the dog[J]. Clin Oral Implants Res, 1996, 7(3):212-219.

[10] Schoenbaum TR. Abutment emergence profile and its effect on peri-implant tissues[J]. Compend Contin Educ Dent, 2015, 36(7):474-479.

[11] Gonzalez-Martin O, Lee E, Weisgold A, et al. Contour management of implant restorations for optimal emergence profiles: Guidelines for immediate and delayed provisional restorations[J]. Int J Periodontics Restorative Dent, 2020, 40(1):61-70.

[12] Abrahamsson I, Berglundh T, Glantz PO, et al. The mucosal attachment at different abutments. An experimental study in dogs[J]. J Clin Periodontol, 1998, 25(9):721-727.

[13] Welander M, Abrahamsson I, Berglundh T. The mucosal barrier at implant abutments of different materials[J]. Clin Oral Implants Res, 2008, 19(7):635-641.

[14] Sen N, Sermet IB, Gurler N. Sealing capability and marginal fit of titanium versus zirconia abutments with different connection designs[J]. J Adv Prosthodont, 2019, 11(2):105-111.

[15] Staubli N, Walter C, Schmidt JC, et al. Excess cement and the risk of peri-implant disease – a systematic review[J]. Clin Oral Implants Res, 2017, 28(10):1278-1290.

[16] Hu E, Petrich A, Imamura G, et al. Effect of screw channel angulation on reverse torque values of dental implant abutment screws[J]. J Prosthodont, 2019, 28(9):969-972.

[17] Hotinski E, Dudley J. Abutment screw loosening in angulation-correcting implants: An in vitro study[J]. J Prosthet Dent, 2019, 121(1):151-155.

[18] Kurtzman GM, Dompkowski DF, Mahler BA, et al. Off-axis implant placement for anatomical considerations using the co-axis implant[J]. Inside Dentistry, 2008, 4(5):96-102.

[19] Howes D, Boyes-Varley J, Blackbeard G. An angulated implant for the maxilla: development and evaluation[C]. European Association for Osseointegration Meeting, 2004.

[20] Gervais MJ, Hatzipanagiotis P, Wilson PR. Cross-pinning: the philosophy of retrievability applied practically to fixed, implant-supported prostheses[J]. Aust Dent J, 2008, 53(1):74-82.

[21] Sambrook RJ, Judge RB, Abuzaar MA. Strategies for restoration of single implants and use of cross-pin retained restorations by Australian prosthodontists[J]. Aust Dent J, 2012, 57(4):409-414.

[22] Misch CE, Bidez MW. Implant-protected occlusion: a biomechanical rationale[J]. Compendium, 1994, 15(11):1330, 1332, 1334 passim, quiz 1344.

第5章

美学区单颗牙种植修复的决策原则

Decision–making and time principles for single implant rehabilitation in the aesthetic zone

拔牙后什么时候进行种植是非常重要的决策。各个不同种植时机的适应证和禁忌证是什么？各自的优缺点是什么？如何合理地制订不同种植时机的治疗计划？这些种植计划和决策中的"边界"问题对治疗意义重大。回溯种植的发展历程，会发现种植时机的分类和命名方式经过多次变化才最终逐步统一。起初由于种植的病例报告较少，不同的专家有各自的命名方式，比如即刻种植、延期即刻种植、延迟种植、近期种植、早期种植、成熟种植等词语都曾出现，也正是由于这种相对混乱的命名方式，使得后来的专家很难从已发表的文献或书籍中准确提取相应的资料进行归纳总结。而另一方面，种植时机的不统一和不一致使得医生在临床上存在困惑，不知道该用什么样的指南和原则对患者进行治疗。因此，对种植时机进行统一的归类和命名具有非常重要的意义。

2003年，国际口腔种植学会（ITI）召开了第三次的专家共识研讨会，Hammerle教授领导的工作小组评述了当时文献中不同种植时机的种植体留存率、成功率、临床程序和治疗效果，基于种植体植入时牙槽窝愈合的状态，对种植时机提出了统一的新分类[1-2]。随后，Chen、Buser等以此为基础，在2009年出版的《国际口腔种植学会（ITI）口腔临床种植指南》系列丛书的第三卷中，基于充分的循证依据，给出了种植不同时机的命名方式，将不同的命名与Hammerle教授的分类进行统一结合（表5.1）[3]。由此，不同的种植时机名称得以统一并得到了广泛地接受[4-6]。本章节基于目前文献和书籍中的循证证据，对美学区单颗牙种植修复不同时机的适应证、禁忌证、优缺点等进行分析讨论，以期为各位读者的临床决策提供更多的思路和依据。

即刻种植

即刻种植，顾名思义就是拔牙后在拔牙窝内即刻植入种植体。由于其疗程短，无须拔牙窝愈合后的二次手术侵入，近年来受到众多医生和患者的青睐与关注。众所周知，最初的种植治疗是基于已经愈合的牙槽嵴开展。直到1978年，现代种植公认的第一例即刻种植由来自德国图宾根大学的Wilfried Schulte教授首先提出，也因此，最初的即刻种植术式被称为"图宾根即刻种植"[7]。然而令人惊讶的是，最初的即刻种植的种植体并不是我们现在广泛接受的钛种植体，而是三氧化二铝的全瓷种植体，并随后以Frialit-1的品牌名出现于市场上。在20世纪80年代，即刻种植的术式在德国非常流行并由此引发出究竟钛和三氧化二铝哪种材料更为合适的激烈讨论。这样的讨论一直持续到20世纪90年代，大家对钛种植体广泛接受和认可后才慢慢平息[8]。而在激烈争论的数年间，由三氧化二铝全瓷材料引发的种植体折裂也在一定程度上阻碍了当时即刻种植的发展。此外，由于当时即刻种植主要在德国进行讨论，碍于语言的限制，也并未在全世界范围内得到广泛的关注和讨论。

随着20世纪90年代引导骨再生（GBR）技术的兴起和发展，屏障膜和骨再生材料被广泛用于骨缺损的种植治疗，这其中也包括对于即刻种植

表5.1　不同分型的牙槽窝与不同种植时期的对应关系

分类	描述性术语	拔牙后时期	种植体植入时预计的临床状态
Ⅰ型	即刻种植	0	拔牙位点没有骨和软组织愈合
Ⅱ型	软组织愈合的早期种植	通常为4~8周	拔牙位点软组织愈合，但无显著的骨愈合
Ⅲ型	部分骨愈合的早期种植	通常为12~16周	拔牙位点软组织愈合，并有显著的骨愈合
Ⅳ型	延期种植	通常为6个月，或更长的时间	拔牙位点完全愈合

中拔牙窝的处理[9-11]，即刻种植再次受到关注。然而，由于对临床适应证把控的不一致，不同的即刻种植出现了不一样的临床结果[12-16]。这其中，包括一些即刻种植领域著名的专家学者在回顾审视之前的即刻病例时，都发现经过了长时间的临床回访依然有美学并发症的出现[17]。这些临床现象提示我们，美学区的即刻种植属于高风险的临床操作，尤其是初学者经验不足时，更要谨慎对待。

1. 美学区单颗牙即刻种植的适应证

经过众多专家学者多年不断的探究和总结，目前美学区单颗牙即刻种植的适应证得到了广泛的共识。最理想的可以进行即刻种植的临床条件包括：

（1）完整的唇侧骨板，厚壁型（骨板大于1mm厚）。

（2）完整的软组织，厚龈生物型。

（3）拔牙时没有急性炎症。

（4）根尖及腭侧有足够量的骨，可以在种植体正确的三维位置下保证其初期稳定性[6,18]。

然而在此限定下，临床上天然能满足此条件的患者其实只有5%～10%[6]。这主要是由于绝大多数患者在前牙美学区的唇侧骨壁都属于薄壁型，同时牙龈生物型也不能都满足厚龈生物型的要求[19-21]。而这两点对于后期美学效果的长期稳定性有着非常重要的影响[22-26]。针对此，不少学者在美学区进行即刻种植时采用了牙槽窝内种植体唇侧植骨和牙槽窝外颊侧软组织移植的方法，同样获得了良好的美学结果[27-34]。笔者认为这样的处理非常巧妙，因为前期的动物实验和临床试验都明确证实，即刻种植中种植体颊侧植骨与不植骨对比，能够明显改善唇侧的丰满度[35-39]。通过植骨，能够"变向"巧妙地将薄壁型骨壁转成厚壁型骨壁；通过软组织增量，能够将薄龈生物型转成厚龈生物型，这些处理都大大提高了美学区即刻种植的成功率。除此之外，为

了获得更稳定的植骨效果，不少学者还建议在美学区单颗牙的即刻种植中尽量采用小直径的种植体，并在满足修复的前提下尽量偏腭侧植入以便获得更大的唇侧空间完成植骨[31-32,40]。基于这些临床证据和观察，笔者认为的美学区单颗牙即刻种植的适应证为：完整的唇侧骨板；完整的软组织；拔牙时没有急性炎症；根尖及腭侧有足够量的骨，可以在种植体正确的三维位置上保证其初期稳定性。

需要注意的是，临床上对上述适应证进行判定时，应仔细辨别探查。尤其是随着现在CBCT等检查手段的普及，临床医生可以有更多依据来做出治疗计划。Kan教授在2011年曾根据上颌前牙美学区牙根和骨在矢状面的相对位置关系提出了SRP分类，并对不同分类是否可行即刻种植提出了临床建议（图5.1）[41]。Ⅰ类：前牙牙根贴近唇侧骨板，拔牙后剩余骨主要分布在腭侧及根尖。Ⅱ类：前牙牙根在牙槽嵴的中部，拔牙后剩余骨主要分布在根尖部，唇侧和腭侧处剩余骨量相似。Ⅲ类：前牙牙根贴近腭侧骨板，拔牙后剩余骨主要分布在唇侧及根尖。Ⅳ类：至少有2/3的牙根是嵌入唇腭侧的牙槽窝皮质骨内，拔牙后有可能出现根尖骨量不足的情况。因此，即便拔牙前有完整的唇侧骨板、完整的软组织、拔牙时也没有急性炎症，也并不是都可以行即刻种植，在临床上需要仔细甄别。

另外，值得注意的是，2010年由Hurzeler提出的根片屏障术（Socket Shield Technique，SST）近年来受到了不少的关注。该种方法通过保留待拔除牙齿的唇侧根片，以避免束状骨的消失和由此带来的牙槽窝颊侧的骨板塌陷[42-44]。根据目前发表的病例试验和组织学结果，该技术总体能达到令人满意的临床美学结果，但由于临床随访时间至今依然较短且技术敏感性高，医生应谨慎对待，防止因根片的感染或移动进而引发种植体的失败。

如果拔牙时就发现了颊侧骨板的骨缺损，很

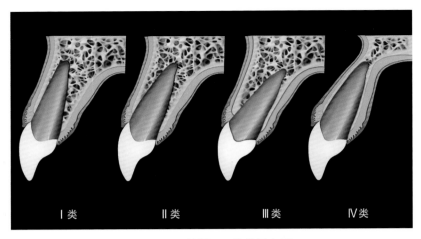

图5.1　Kan教授SRP分类示意图。

显然不属于上述美学区单颗牙即刻种植的理想适应证，可是否就是绝对禁忌呢？目前学者们仍存在争论。针对这种情况，比较有代表性的有两种解决方式：

（1）如果唇侧骨板缺损为小面积的骨开裂未波及邻间骨，且患者软组织完整（最好是厚龈型），则可以通过不翻瓣即刻种植后种植体唇侧间隙植骨配合屏障膜的方式来代偿可能因为骨缺损的美学风险[15,45–49]。

（2）用上颌结节处采集的自体皮质骨、松质骨骨髓移植到即刻种植位点的唇侧和邻面骨缺损处重建缺损，必要时可以连同上颌结节处皮质骨表面的结缔组织一起移植，在补偿骨缺损时同时增厚重建软组织，增强美学效果[50–53]。

这两种解决方式根据相应团队的临床报告，能获得较好的美学效果，但和前面提到的唇侧骨板完整的适应证相比，循证的证据级别相对较低，治疗仍有一定的难度和风险。因此在临床上，应结合探诊和CBCT等手段做好术前诊断，仔细甄别，减少并发症的发生。

2. 美学区单颗牙即刻种植的禁忌证

除了年龄、经济、心理等因素根本无法选择种植治疗外，Tonetti教授等在2019年最新发表的共识性文章中对即刻种植的禁忌证给出了明确的阐述：

（1）有严重骨破坏的拔牙窝（一壁或多壁骨缺损超过50%）。

（2）无法在修复引导下的正确位置获得良好初期稳定性的牙槽窝。

（3）除非选用不合适直径的种植体，否则无法获得良好的初期稳定性[54]。

以此限定来看，似乎除了这些，其他的临床状况都可以接受即刻种植。但笔者认为对于美学区单颗牙的即刻种植，禁忌证的范围应该比上述范围更广且与医生的临床经验密切相关。因为上述适应证是针对所有牙位的即刻种植，并非针对美学区。而很显然，美学区要考虑的因素更多。如果医生从中长期的效果去考虑可能出现的美学并发症，凡是不符合前文提到的适应证的临床情况，初学者都不应该尝试即刻种植。若是经验丰富、水平高超的专家，可以根据自身和临床实际状况在理想的适应证与禁忌证之间谨慎甄别，适当扩展。

3. 美学区单颗牙即刻种植的优缺点

美学区单颗牙行即刻种植的优点包括：

（1）减少患者手术次数。

（2）减少患者整体治疗时间。

（3）如果进行不翻瓣手术，能有效避免龈乳头的破坏，从而有利于最终美学效果呈现。

美学区单颗牙行即刻种植的缺点包括：

（1）牙槽窝的形态和剩余牙槽骨的量会影响种植体的初期稳定性和最终美学效果。

（2）薄龈生物型患者最终美学风险较高。

（3）由于拔牙窝的存在，角化龈量相对较少，创口封闭较困难。

（4）手术难度较大，技术敏感性高。

早期种植

早期种植的概念于20世纪90年代逐步形成。根据牙槽窝愈合的状态，早期种植又分为软组织愈合的早期种植（拔牙后4~8周）和骨组织部分愈合的早期种植（拔牙后12~16周）[1,6]。由于美学区牙齿拔除后，牙槽窝在愈合过程中唇侧骨板的塌陷对美学效果造成了不良影响，因此在行美学区单颗牙早期种植时，通常需要在种植体的唇侧行GBR来恢复骨弓轮廓。也正因为此，早期种植随着GBR技术得到了快速的发展。Buser教授领衔的小组是GBR和早期种植的主要推动者，该小组长期的临床随访充分验证了早期种植在美学方面的长期稳定性[55-56]。

1. 美学区单颗牙早期种植的适应证和禁忌证

理论上，在前牙美学区只要无法满足前述即刻种植的理想条件，比如完整的唇侧骨板和完整的软组织，都可以考虑转归做早期种植。如果经过术前评估和分析，判断经过4~8周就可以在种植时获得种植体的初期稳定性，就可以选择软组织愈合的早期种植（Ⅱ型）。如果此时仍无法满足种植体的初期稳定性，那么可以选择再多等待一段时间，让牙槽窝内的骨进一步愈合增加骨量，在12~16周时进行骨组织部分愈合的早期种植（Ⅲ型）[1,6]。

除了年龄、经济、心理和局部解剖等因素根本无法选择种植治疗外，笔者认为早期种植没有

绝对的禁忌证，只存在不同个体因为初始牙槽窝状况的不同而使手术难易程度不一。如果医生担心拔牙后牙槽窝骨缺损程度太大，无法在早期种植时达到预期的种植条件，那么可以选择进行分阶段、延期的骨增量或者选择借助其他多学科的手段来完成种植。

2. 美学区单颗牙早期种植的优缺点

美学区单颗牙行早期种植的优点包括：

（1）软组织的愈合过程增加了软组织的量，便于医生在手术过程中关闭创口，增强伤口愈合能力。

（2）软组织的愈合过程会增宽3~5mm的角化龈，提高种植的预后。

（3）如果拔牙前初始唇侧骨壁为薄壁型或者有缺损，早期种植可以在愈合过程中代偿性增加黏骨膜的厚度，增强其血管化能力，在一定程度上避免软组织移植。

（4）如果拔牙时有急性或慢性炎症等，通过早期种植可以减低未来细菌侵袭的风险。

（5）和即刻种植相比，牙槽窝愈合过程中更多的新生骨会使早期种植时更易获得种植体的初期稳定性[6,22,26]（图5.2）。

美学区单颗牙行早期种植的缺点包括：

（1）和即刻种植相比，早期种植的手术次数增加，等待和治疗时间增加。

（2）和拔牙窝内的骨组织完全愈合相比，早期种植依然有种植时无法获得稳定性而增加术后风险的可能性[1,6]。

延期种植

延期种植的患者在种植时拔牙窝已经完全愈合，骨改建得更加充分。但由于拔牙窝形态在拔牙后前3个月变化最大，实际上通过自然愈合的延期种植（Ⅳ型）和在12~16周时骨组织部分愈合的早期种植（Ⅲ型）相比，牙槽骨形态差别

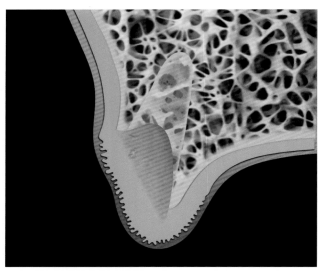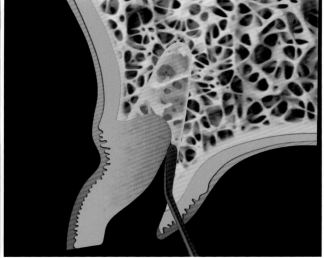

图5.2　早期种植中软组织较即刻种植更厚。

不大[57-58]。

1. 美学区单颗牙延期种植的适应证和禁忌证

　　在美学区行延期种植的患者，大多数是由于年龄、经济、社会等因素[6,59]。比如患者在拔牙时还处在青少年期，颌骨仍在发育，不适合短期内行种植治疗；或者患者由于经济条件或者心理因素当时没有决定行种植治疗；又或者由于工作等原因，患者短期内无法在当地完成种植等[6]。在局部解剖因素方面，延期种植主要针对根尖大面积炎症或者囊肿等患者，一旦拔除患牙彻底清创后，即便牙槽窝完全愈合也无法在种植时给患者提供良好的初期稳定性。因此，为了使患者在延期种植时获得更好的骨条件，通常建议在其拔牙时同期行牙槽嵴保存术，通过植骨材料补偿拔牙后的拔牙窝塌陷，以保持牙槽嵴的丰满度[6,18]。众多学者通过动物及人体试验都明确证实了牙槽嵴保存术在延期种植时对牙槽嵴的益处[22,60-64]。

　　除了患者个人拒绝种植治疗和局部位点确实无法行种植治疗外，延期种植没有其他禁忌证。即便患者符合即刻和早期种植的适应证，如果患者自觉即刻种植或早期种植的风险较高，也可以将其转化为延期种植。

2. 美学区单颗牙延期种植的优缺点

　　美学区单颗牙行延期种植的优点包括：

　　（1）拔牙窝内的骨组织完全愈合，骨改建完成，可预期性强。

　　（2）软组织完全愈合，角化龈和软组织量充足。

　　（3）如果前期行牙槽嵴保存术，种植时骨量较充足，能满足种植体的初期稳定性，预后较好。

　　（4）牙槽嵴保存术临床操作较简单，技术敏感性低。

　　美学区单颗牙行延期种植的缺点包括：

　　（1）患者等待时间长，对患者的吸引力低。

　　（2）和即刻种植相比，需要多次复诊，治疗周期长。

　　（3）即便经过牙槽嵴保存术，仍有可能在种植时继续行骨增量治疗，费用较高。

　　通过对以上美学区单颗牙不同种植时机的分析，笔者希望能帮读者勾勒出较为清晰的临床诊疗思路，通过对患者软、硬组织的检查和判断，形成基本的临床决策，以期能尽量降低种植带来的美学风险和并发症，提高美学成功率，给患者带来长期稳定的美学效果。

（撒悦）

参考文献

[1] Hammerle CH, Chen ST, Wilson TG. Consensus statements and recommended clinical procedures regarding the placement of implants in extraction sockets[J]. Int J Oral Maxillofac Implants, 2004, 19 Suppl:26–28.

[2] Chen ST, Wilson TG, Hammerle CH. Immediate or early placement of implants following tooth extraction: review of biologic basis, clinical procedures, and outcomes[J]. Int J Oral Maxillofac Implants, 2004, 19 Suppl:12–25.

[3] Chen S, Buser DJQ. ITI Treatment Guide, Volume 3, Implant Placement in Post-Extraction Sites-Treatment Options[M]. Berlin: Quintessence Publishing, 2008.

[4] Hammerle CH, Araújo MG, Simion M, et al. Evidence-based knowledge on the biology and treatment of extraction sockets[J]. Clin Oral Implants Res, 2012, 23 Suppl 5:80–82.

[5] Schropp L, Isidor F. Timing of implant placement relative to tooth extraction[J]. J Oral Rehabil, 2008, 35 Suppl 1:33–43.

[6] Buser D, Chappuis V, Belser UC, et al. Implant placement post extraction in esthetic single tooth sites: when immediate, when early, when late?[J]. Periodontol 2000, 2017, 73(1):84–102.

[7] Schulte W, Kleineikenscheidt H, Lindner K, et al. The Tübingen immediate implant in clinical studies[J]. 1978, 33(5):348–359.

[8] Gomez-Roman G, Schulte W, d'Hoedt B, et al. The Frialit-2 implant system: five-year clinical experience in single-tooth and immediately postextraction applications[J]. Int J Oral Maxillofac Implants, 1997, 12(3):299–309.

[9] Dahlin C, Linde A, Gottlow J, et al. Healing of bone defects by guided tissue regeneration[J]. Plast Reconstr Surg, 1988, 81(5):672–676.

[10] Dahlin C, Sennerby L, Lekholm U, et al. Generation of new bone around titanium implants using a membrane technique: an experimental study in rabbits[J]. 1989, 4(1).

[11] Becker W, Becker BE, Polizzi G, et al. Autogenous bone grafting of bone defects adjacent to implants placed into immediate extraction sockets in patients: a prospective study[J]. 1994, 9(4).

[12] Bragger U, Hammerle CH, Lang NP. Immediate transmucosal implants using the principle of guided tissue regeneration (II). A cross-sectional study comparing the clinical outcome 1 year after immediate to standard implant placement[J]. Clin Oral Implants Res, 1996, 7(3):268–276.

[13] Gelb DA. Immediate implant surgery: three-year retrospective evaluation of 50 consecutive cases[J]. Int J Oral Maxillofac Implants, 1993, 8(4):388–399.

[14] Krauser J, Boner C, Boner N. Immediate implantation after extraction of a horizontally fractured maxillary lateral incisor[J]. Pract Periodontics Aesthet Dent, 1991, 3(5):33–40.

[15] Kan JY, Rungcharassaeng K, Sclar A, et al. Effects of the facial osseous defect morphology on gingival dynamics after immediate tooth replacement and guided bone regeneration: 1-year results[J]. J Oral Maxillofac Surg, 2007, 65(7 Suppl 1):13–19.

[16] Lang NP, Bragger U, Hammerle CH, et al. Immediate transmucosal implants using the principle of guided tissue regeneration. I. Rationale, clinical procedures and 30-month results[J]. Clin Oral Implants Res, 1994, 5(3):154–163.

[17] Kan JY, Rungcharassaeng K, Lozada JL, et al. Facial gingival tissue stability following immediate placement and provisionalization of maxillary anterior single implants: a 2- to 8-year follow-up[J]. Int J Oral Maxillofac Implants, 2011, 26(1):179–187.

[18] Morton D, Chen ST, Martin WC, et al. Consensus statements and recommended clinical procedures regarding optimizing esthetic outcomes in implant dentistry[J]. Int J Oral Maxillofac Implants, 2014, 29 Suppl:216–220.

[19] Huynh-Ba G, Pjetursson BE, Sanz M, et al. Analysis of the socket bone wall dimensions in the upper maxilla in relation to immediate implant placement[J]. Clin Oral Implants Res, 2010, 21(1):37–42.

[20] Januario AL, Duarte WR, Barriviera M, et al. Dimension of the facial bone wall in the anterior maxilla: a cone-beam computed tomography study[J]. Clin Oral Implants Res, 2011, 22(10):1168–1171.

[21] Zawawi KH, Al-Zahrani MS. Gingival biotype in relation to incisors' inclination and position[J]. Saudi Med J, 2014, 35(11):1378–1383.

[22] Chappuis V, Araújo MG, Buser D. Clinical relevance of dimensional bone and soft tissue alterations post-extraction in esthetic sites[J]. Periodontol 2000, 2017, 73(1):73–83.

[23] Chappuis V, Engel O, Reyes M, et al. Ridge alterations post-extraction in the esthetic zone: a 3D analysis with CBCT[J]. J Dent Res, 2013, 92(12 Suppl):195S–201S.

[24] Chen ST, Buser D. Clinical and esthetic outcomes of implants placed in postextraction sites[J]. Int J Oral Maxillofac Implants, 2009, 24 Suppl:186–217.

[25] Raes S, Eghbali A, Chappuis V, et al. A long-term prospective cohort study on immediately restored single tooth implants inserted in extraction sockets and healed ridges: CBCT analyses, soft tissue alterations, aesthetic ratings, and patient-reported outcomes[J]. Clin Implant Dent Relat Res, 2018, 20(4):522–530.

[26] Chappuis V, Engel O, Shahim K, et al. Soft tissue alterations in esthetic postextraction sites: A 3-Dimensional analysis[J]. J Dent Res, 2015, 94(9 Suppl):187S–193S.

[27] Tarnow DP, Chu SJ, Salama MA, et al. Flapless postextraction socket implant placement in the esthetic zone: part 1. The effect of bone grafting and/or provisional restoration on facial-palatal ridge dimensional change–a retrospective cohort study[J]. Int J Periodontics Restorative Dent, 2014, 34(3):323–331.

[28] Tan-Chu JH, Tuminelli FJ, Kurtz KS, et al. Analysis of buccolingual dimensional changes of the extraction socket using the "ice cream cone" flapless grafting technique[J]. Int J Periodontics Restorative Dent, 2014, 34(3):399–403.

[29] Chu SJ, Salama MA, Garber DA, et al. Flapless postextraction socket implant placement, part 2: The effects of bone grafting and provisional restoration on peri-implant soft tissue height and thickness– A retrospective study[J]. Int J Periodontics Restorative Dent, 2015, 35(6):803–809.

[30] Chu SJ, Saito H, Salama MA, et al. Flapless postextraction socket implant placement, part 3: The effects of bone grafting and provisional restoration on soft tissue color change–A retrospective pilot study[J]. Int J Periodontics Restorative Dent, 2018, 38(4):509–516.

[31] Levine RA, Ganeles J, Kan J, et al. 10 keys for successful esthetic-zone single implants: Importance of biotype conversion for lasting success[J]. Compend Contin Educ Dent, 2018, 39(8):522–529, quiz 530.

[32] Levine RA, Ganeles J, Gonzaga L, et al. 10 keys for successful esthetic-zone single immediate implants[J]. Compend Contin Educ Dent, 2017, 38(4):248–260.

[33] Tsuda H, Rungcharassaeng K, Kan JY, et al. Peri-implant tissue response following connective tissue and bone grafting in conjunction with immediate single-tooth replacement in the esthetic zone: a case series[J]. Int J Oral Maxillofac Implants, 2011, 26(2):427-436.

[34] Kan JY, Rungcharassaeng K, Morimoto T, et al. Facial gingival tissue stability after connective tissue graft with single immediate tooth replacement in the esthetic zone: consecutive case report[J]. J Oral Maxillofac Surg, 2009, 67(11 Suppl):40-48.

[35] Sanz M, Cecchinato D, Ferrus J, et al. A prospective, randomized-controlled clinical trial to evaluate bone preservation using implants with different geometry placed into extraction sockets in the maxilla[J]. Clin Oral Implants Res, 2010, 21(1):13-21.

[36] Araújo MG, Wennstrom JL, Lindhe J. Modeling of the buccal and lingual bone walls of fresh extraction sites following implant installation[J]. Clin Oral Implants Res, 2006, 17(6):606-614.

[37] Botticelli D, Berglundh T, Lindhe J. Hard-tissue alterations following immediate implant placement in extraction sites[J]. J Clin Periodontol, 2004, 31(10):820-828.

[38] Araújo MG, Silva CO, Souza AB, et al. Socket healing with and without immediate implant placement[J]. Periodontol 2000, 2019, 79(1):168-177.

[39] Araújo MG, Linder E, Lindhe J. Bio-Oss collagen in the buccal gap at immediate implants: A 6-month study in the dog[J]. Clin Oral Implants Res, 2011, 22(1):1-8.

[40] Tomasi C, Sanz M, Cecchinato D, et al. Bone dimensional variations at implants placed in fresh extraction sockets: a multilevel multivariate analysis[J]. Clin Oral Implants Res, 2010, 21(1):30-36.

[41] Kan JY, Roe P, Rungcharassaeng K, et al. Classification of sagittal root position in relation to the anterior maxillary osseous housing for immediate implant placement: a cone beam computed tomography study[J]. Int J Oral Maxillofac Implants, 2011, 26(4):873-876.

[42] Saeidi Pour R, Zuhr O, Hurzeler M, et al. Clinical benefits of the immediate implant socket shield technique[J]. J Esthet Restor Dent, 2017, 29(2):93-101.

[43] Hurzeler MB, Zuhr O, Schupbach P, et al. The socket-shield technique: a proof-of-principle report[J]. J Clin Periodontol, 2010, 37(9):855-862.

[44] Baumer D, Zuhr O, Rebele S, et al. Socket Shield Technique for immediate implant placement – clinical, radiographic and volumetric data after 5 years[J]. Clin Oral Implants Res, 2017, 28(11):1450-1458.

[45] Caplanis N, Lozada JL, Kan JY. Extraction defect assessment, classification, and management[J]. J Calif Dent Assoc, 2005, 33(11):853-863.

[46] El Chaar E, Oshman S, Fallah Abed P. Single-rooted extraction sockets: Classification and treatment protocol[J]. Compend Contin Educ Dent, 2016, 37(8):537-541, quiz542.

[47] Elian N, Cho SC, Froum S, et al. A simplified socket classification and repair technique[J]. Pract Proced Aesthet Dent, 2007, 19(2):99-104, quiz 106.

[48] Chu SJ, Sarnachiaro GO, Hochman MN, et al. Subclassification and clinical management of extraction sockets with labial dentoalveolar dehiscence defects[J]. Compend Contin Educ Dent, 2015, 36(7):516, 518-520, 522 passim.

[49] Chu SJ, Hochman MN, Tan-Chu JH, et al. A novel prosthetic device and method for guided tissue preservation of immediate postextraction socket implants[J]. Int J Periodontics Restorative Dent, 2014, 34 Suppl 3:s9-s17.

[50] Rosa J, Rosa A, Zardo C, et al. Immediate dentoalveolar restoration – Immediately loaded implants in compromised sockets[J]. 2014.

[51] Rosa JC, Rosa AC, Francischone CE, et al. Esthetic outcomes and tissue stability of implant placement in compromised sockets following immediate dentoalveolar restoration: results of a prospective case series at 58 months follow-up[J]. Int J Periodontics Restorative Dent, 2014, 34(2):199-208.

[52] da Rosa JC, Rosa AC, Fadanelli MA, et al. Immediate implant placement, reconstruction of compromised sockets, and repair of gingival recession with a triple graft from the maxillary tuberosity: a variation of the immediate dentoalveolar restoration technique[J]. J Prosthet Dent, 2014, 112(4):717-722.

[53] da Rosa JC, Rosa AC, da Rosa DM, et al. Immediate dentoalveolar restoration of compromised sockets: a novel technique[J]. Eur J Esthet Dent, 2013, 8(3):432-443.

[54] Tonetti MS, Jung RE, Avila-Ortiz G, et al. Management of the extraction socket and timing of implant placement: Consensus report and clinical recommendations of group 3 of the XV European Workshop in Periodontology[J]. J Clin Periodontol, 2019, 46 Suppl 21:183-194.

[55] Buser D, Chappuis V, Bornstein MM, et al. Long-term stability of contour augmentation with early implant placement following single tooth extraction in the esthetic zone: a prospective, cross-sectional study in 41 patients with a 5- to 9-year follow-up[J]. J Periodontol, 2013, 84(11):1517-1527.

[56] Chappuis V, Rahman L, Buser R, et al. Effectiveness of contour augmentation with guided bone regeneration: 10-year results[J]. J Dent Res, 2018, 97(3):266-274.

[57] Araújo MG, Lindhe J. Dimensional ridge alterations following tooth extraction. An experimental study in the dog[J]. J Clin Periodontol, 2005, 32(2):212-218.

[58] Araújo MG, Silva CO, Misawa M, et al. Alveolar socket healing: what can we learn?[J]. Periodontol 2000, 2015, 68(1):122-134.

[59] Chen ST, Beagle J, Jensen SS, et al. Consensus statements and recommended clinical procedures regarding surgical techniques[J]. Int J Oral Maxillofac Implants, 2009, 24 Suppl:272-278.

[60] Araújo MG, da Silva JCC, de Mendonca AF, et al. Ridge alterations following grafting of fresh extraction sockets in man. A randomized clinical trial[J]. Clin Oral Implants Res, 2015, 26(4):407-412.

[61] Fickl S, Zuhr O, Wachtel H, et al. Hard tissue alterations after socket preservation: an experimental study in the beagle dog[J]. Clin Oral Implants Res, 2008, 19(11):1111-1118.

[62] Fickl S, Zuhr O, Wachtel H, et al. Hard tissue alterations after socket preservation with additional buccal overbuilding: a study in the beagle dog[J]. J Clin Periodontol, 2009, 36(10):898-904.

[63] Jung RE, Ioannidis A, Hammerle CHF, et al. Alveolar ridge preservation in the esthetic zone[J]. Periodontol 2000, 2018, 77(1):165-175.

[64] Park YH, Choi SH, Cho KS, et al. Dimensional alterations following vertical ridge augmentation using collagen membrane and three types of bone grafting materials: A retrospective observational study[J]. Clin Implant Dent Relat Res, 2017, 19(4):742-749.

Ⅱ. 种植外科和修复治疗中的ABCD原则

ABCD principles in surgical and restorative phases of implant

第6章

即刻种植
Immediate implant placement
(IIP)

【病例分享1】
单颗前牙冠折后即刻种植即刻修复一例
IIP with immediate provisional restoration of anterior single implant: a case of crown fracture

本病例为上颌美学区单颗前牙种植修复病例。患者上前牙区6年前曾行全冠及贴面修复，获得了非常满意的美学效果。近日因咬硬物致右上中切牙冠折，来我处就诊。经临床检查和评估，患牙无法保留，根尖周无明显炎症，唇侧骨壁基本完整。因职业关系，患者完全无法接受缺牙期的存在，要求采取将患牙拔除后即刻种植即刻修复的治疗方案。患者美学期望值高。

初诊情况

患者基本信息

性别：女
年龄：43岁
职业：公司董事
地址：武汉

主诉

右上前牙折断3天。

现病史

患者上前牙5年前曾行根管治疗及冠修复，3天前因右上前牙冠折，影响美观及发音，要求重新修复。

既往史

1. 系统病史
否认系统病史。
2. 牙科病史（表6.1）
3. 个人社会史
患者不吸烟，不嗜酒。

家族史

无特殊。

表6.1 牙科病史调查表

牙周病史	□是 √否	正畸治疗史	√是 □否
修复治疗史	√是 □否	口腔外科治疗史	√是 □否
牙体牙髓治疗史	√是 □否	颞下颌关节治疗史	□是 √否
磨牙症	□是 √否	口腔黏膜治疗史	□是 √否
其他	无特殊		

口腔检查（图6.1和图6.2）

1. 口外检查

1.1 颌面部检查

面部对称，比例基本协调，直面型。

1.2 颞下颌关节区检查

双侧关节活动度较对称，无疼痛及偏斜，开口型无偏斜，肌肉无压痛，开口度约4.3mm。

2. 口内检查

2.1 牙列检查

11全瓷冠，冠折，断端位于龈下2~3mm。

21、22全瓷冠，13、12、23贴面，37金属全冠。

16、26、36、47、48充填治疗。

15、25、34、46缺失，无缺牙间隙。

下前牙牙列拥挤。

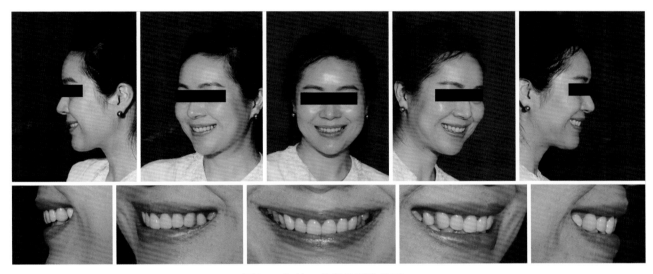

图6.1 初诊口外照及唇齿关系。

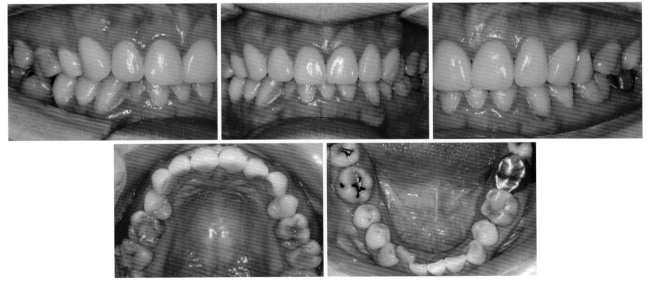

图6.2 初诊口内照。

2.2 软组织检查

11及下前牙区牙龈轻度红肿。

舌、口底、前庭沟、唇颊、软硬腭、腺体等软组织及系带附着未见异常。

2.3 咬合检查

前牙覆𬌗覆盖基本正常。

牙尖交错位时咬合较稳定，双侧咬合基本对称。

2.4 口内一般情况检查

口内一般情况：菌斑（√）；牙石（×）；口臭（×）；溃疡/红肿/脓肿（×）。

影像学检查（图6.3）

CBCT示：

11、21、22根管充填较完善，根尖周无明显暗影。

11根折，唇侧骨板较完整，可用牙槽骨高度14～15mm，唇腭侧宽度6～7mm。

主要诊断

1. 11冠折。

2. 12、13、16、21、22、23、26、36、37、47、48牙体缺损。

3. 牙列不齐。

4. 牙龈炎。

治疗计划

1. 术前评估（图6.4和图6.5；表6.2～表6.5）

1.1 美学自评

患者满意原上前牙修复效果，现11冠折，严重影响美观及发音。

1.2 患者的要求与期望

患者不接受缺牙期，希望尽快恢复前牙美观，尽量使用原修复体颜色，并希望修复后能获得长期稳定的疗效。

2. 制订治疗计划

根据上述检查结果，拟订可选治疗方案如下：

方案一：拔除11折断部分，正畸牵引11残根+全口正畸治疗后桩核冠修复11。

方案二：拔除11，早期种植。

方案三：拔除11，即刻种植即刻修复。

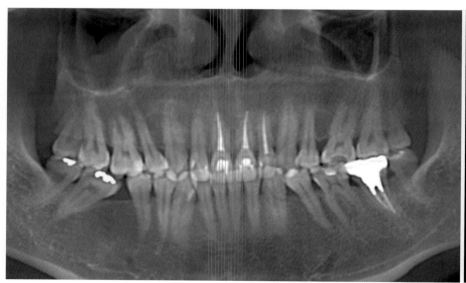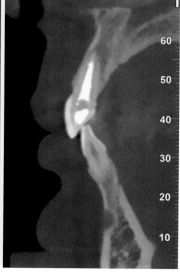

图6.3 初诊CBCT。

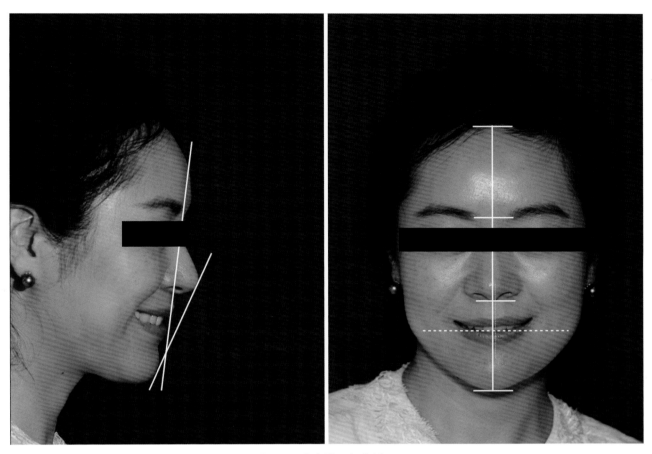

图6.4 治疗前面部分析。

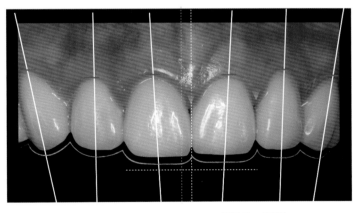

·22龈缘不协调
·21近远中龈乳头存在"黑三角"
·面中线与牙中线不一致

图6.5 DSD。

方案四：拔除11，行活动义齿修复。
方案五：拔除11，行固定桥修复。
向患者交代病情及可选治疗方案，同时告知

患者相应的治疗程序、可能出现的并发症、预后、费用、治疗过程中及治疗结束后所需的维护及预防等相关问题，患者知情同意，选择方案三。

表6.2　面部分析

■正面观	
水平关系	瞳孔连线vs水平线　√平行　□右倾斜　□左倾斜 口角连线vs水平线　√平行　□右倾斜　□左倾斜
垂直关系	面中线　√居中　□　右偏斜　□左偏斜
面部比例	面部1/3的比例基本相等
■侧面观	
侧面型	√正常　□凸面型　□凹面型
E线	上下唇位于E线后
唇形	□厚　√中等　□薄

表6.3　唇齿分析

息止颌位时牙齿暴露		切缘曲线与下唇关系	
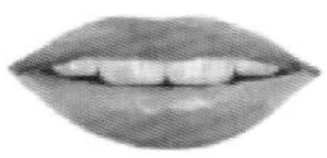	上颌2mm 下颌0mm	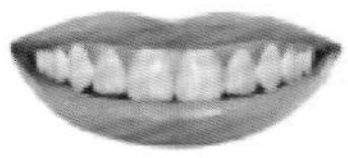	圆凸型
笑线		微笑宽度与牙齿暴露量	
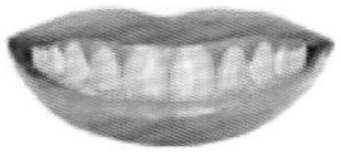	低位	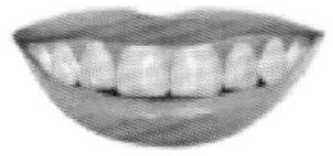	8~10颗
唇廊		上中切牙中间线与面中线的关系	
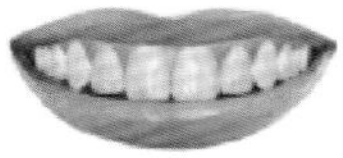	正常	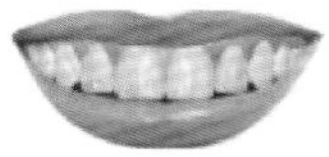	左偏1mm
𬌗平面与口角连线的关系			
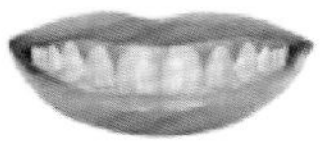	平行		

表6.4　种植治疗整体风险评估

全身状态	免疫性疾病	□是　√否
	不可控制的糖尿病	□是　√否
	服用类固醇类药物	□是　√否
牙周情况	进行性牙周病	□是　√否
	顽固性牙周病	□是　√否
	遗传倾向	□是　√否
口腔卫生	菌斑	√是　□否
	牙石	□是　√否
咬合情况	磨牙症	□是　√否

表6.5 种植美学风险评估

风险因素	低	中	高
健康状况	健康，免疫功能正常		免疫功能低下
吸烟习惯	不吸烟	少量吸烟（＜10支/天）	大量吸烟（＞10支/天）
患者美学期望值	低	中	高
笑线	低位	中位	高位
牙龈生物型	低弧线，厚龈生物型	中弧线，中厚龈生物型	高弧线，薄龈生物型
牙冠形态	方圆形	卵圆形	尖圆形
位点感染情况	无	慢性	急性
邻牙牙槽嵴高度	到接触点＜5mm	到接触点5.5～6.5mm	到接触点＞7mm
邻牙修复状态	无修复体		有修复体
缺牙间隙的宽度	单颗牙＞7mm	单颗牙＜7mm	2颗牙或2颗牙以上
软组织解剖	软组织完整		软组织缺损
牙槽嵴解剖	无骨缺损	水平向骨缺损	垂直向骨缺损

具体治疗计划

1. 口腔卫生宣教。

2. 全口龈上龈下洁治。

3. 拔除11，即刻种植，即刻临时修复。

4. 软组织基本稳定后行永久修复。

5. 定期随访、维护。

具体治疗步骤

1. 牙周治疗

1.1 口腔健康指导：口腔卫生宣教及指导。

1.2 牙周基础治疗：全口牙周洁治，控制菌斑。

2. 种植治疗

2.1 种植一期手术

告知患者术中及术后注意事项及可能的并发症，患者知情同意，签署知情同意书。口内外消毒。

A：Alveolar Socket Management，拔牙窝的处理原则：

局麻下小心微创拔除11（保留原修复体完整），探查唇侧骨壁及整个牙槽窝完整，彻底搔刮牙槽窝。先锋钻定位，标志杆指示植入方向及深度无误后，逐级备洞，植入Straumann®钛锆合金亲水骨水平锥柱状种植体（Roxolid® SLActive® Bone Level Tapered Implant，Φ3.3mm×14mm）1颗，安装覆盖螺丝。植入后可见种植体与唇侧骨板之间有2mm以上的间隙（图6.6）。

B：Bony Housing Management，骨弓轮廓的处理原则：

因该骨弓轮廓为完整拔牙窝，属于有利型骨缺损，可以对植入的骨粉有自限作用，保持骨移植材料的稳定性。因此，同期在种植体与颊侧骨壁之间的拔牙窝间隙内植入小颗粒低替代率的Bio-Oss®骨粉，轻度压实，变向将薄壁型唇侧骨板转为厚壁型唇侧骨板。更换覆盖螺丝为愈合基台以利于封闭拔牙创口（图6.7）。

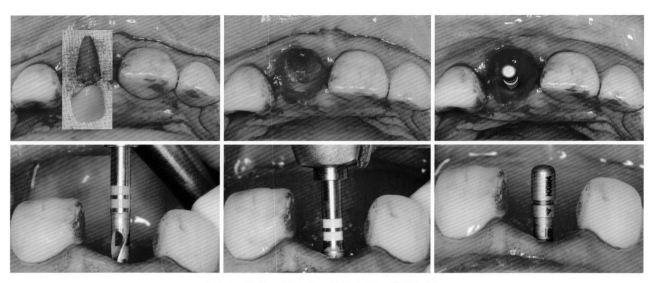

图6.6 种植一期手术：拔除患牙，常规备洞。

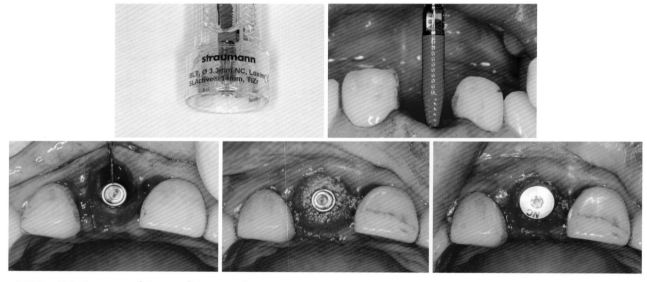

图6.7 植入Straumann® Roxolid® SLActive® Bone Level Tapered Implant Φ3.3mm×14mm种植体1颗，拔牙窝内植入 Bio-Oss®骨粉。

C：Consideration of Soft Tissue Augmentation，软组织增量的考量原则：

因该患者唇侧骨板完整，因此采用一期手术不翻瓣的操作，保持软组织完整。因患者为中厚型牙龈，所以采用先植骨，视预后软硬组织轮廓是否丰满再决定是否行软组织移植的操作。

2.2 制作种植体支持式临时修复体

D：Design & Delivery of the Prosthesis，修复体的设计和戴牙原则：

美学区的种植修复，临时义齿恢复美观至关

重要。因此，首先应考虑临时义齿的设计和戴入。因11全冠无损坏，且患者满意该牙冠形态颜色，遂将该全瓷冠内残留牙体组织等杂质磨除，备用。更换愈合基台为临时修复基台，根据牙冠戴入方向等调磨临时基台上部结构，使牙冠能准确无误戴入。将流动树脂注射于临时基台穿龈部分（牙龈内侧与临时基台间隙）内，充分光固化后取下临时基台，充分打磨抛光穿龈部分树脂。用树脂包裹临时基台上部，以不妨碍牙冠戴入但有戴入止点为佳，光固化。用15N的力固定临时基台，聚四氟乙烯封口后，涂布粘接剂将全冠粘接固位于临时基台上，调整咬合，使临时修复体无咬合接触（图6.8）。

2.3 术后影像学检查

术后CBCT示种植体方向良好，颊侧骨板厚度约为2.7mm（图6.9）。

2.4 定期检查，评估种植体及牙龈情况

一期术后2周拆除缝线，定期复诊，监测牙龈恢复情况（图6.10）。

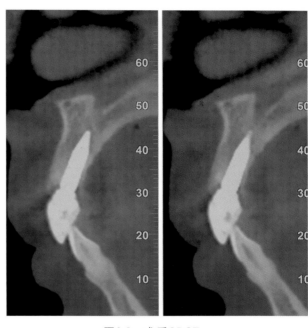

图6.9 术后CBCT。

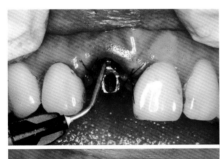
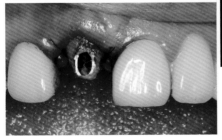
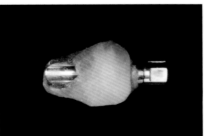
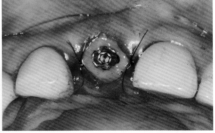
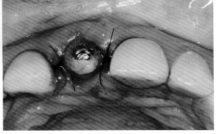

图6.8 临时修复体制作。

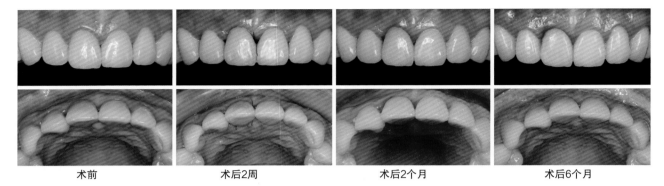

| 术前 | 术后2周 | 术后2个月 | 术后6个月 |

图6.10 术前及术后即刻修复后随访：牙龈愈合良好，唇侧组织丰满度维持稳定。

2.5 制取终印模，制作最终修复体

D：Design & Delivery of the Prosthesis，修复体的设计和戴牙原则：

种植体周围软组织基本趋于稳定后拟行永久修复，根尖片示种植体骨结合良好（图6.11）。取下临时修复体，安装转移杆，制取聚醚硅橡胶印模。制取对颌藻酸盐印模，比色，拍摄比色照（图6.12）。制作最终修复体（Straumann® NC Variobase®，氧化锆个性化基台、氧化锆全瓷冠，粘接固位）（图6.13）。

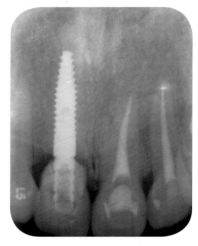

图6.11 术后根尖片示种植体骨结合良好。

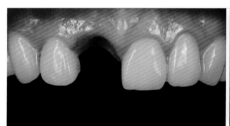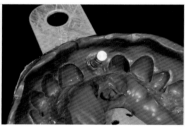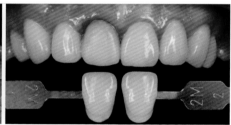

图6.12 印模制取、比色、制作树脂临时修复体。

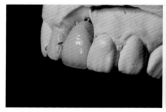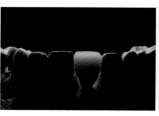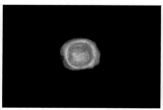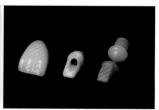

图6.13 Straumann® NC Variobase®，氧化锆个性化基台+全瓷冠&粘接代型。

2.6 修复体试戴及粘接

D：Design & Delivery of the Prosthesis, 修复体的设计和戴牙原则：

患者美观要求高，故最终选择钛基底全瓷基台及全瓷冠。

为尽量避免粘接剂的残留，最终修复基台边缘应位于龈下1mm以内，可在基台就位导板辅助下试戴修复基台以探查基台边缘，并在正式粘接前在口外制作粘接代型以去除多余粘接剂。

将基台以35N的力固位，试戴全冠，调整邻接及咬合，患者满意最终美观效果。抛光，消毒，借助粘接代型去除多余粘接剂，粘接固位全瓷冠，保证种植体稳定预后（图6.14和图6.15）。

3. 随访及维护

告知患者戴牙后注意事项，再次进行口腔卫生宣教，嘱定期复诊（图6.16和图6.17）。

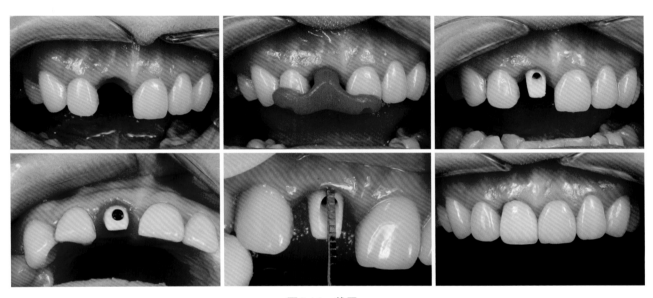

图6.14　戴牙。

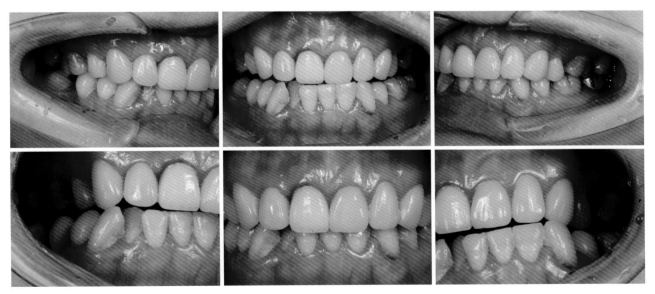

图6.15　戴牙后咬合检查。

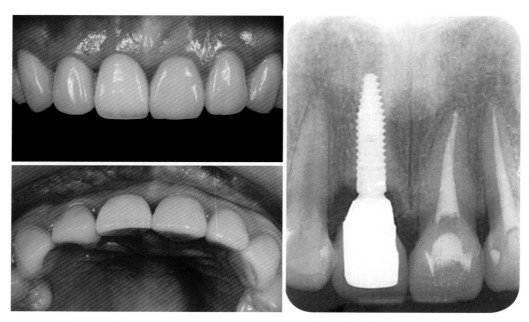

图6.16　术后2年随访显示骨及牙龈软组织情况良好，唇侧丰满度良好。

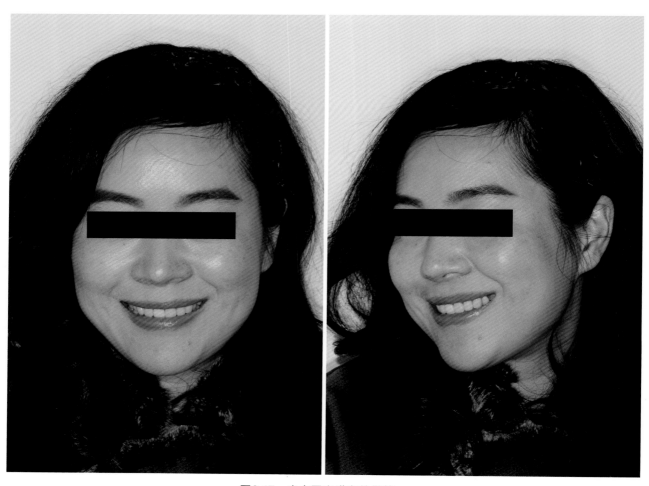

图6.17　患者露出满意的微笑。

讨论

即刻种植适应证的选择

拔牙后，牙槽窝的颊侧牙槽骨会出现明显吸收，以冠方1/3最为明显，常导致牙槽嵴唇侧出现塌陷，为后期修复带来麻烦[1]。因此采取措施尽量保持牙槽嵴原有轮廓外形是重要的临床问题和美学问题。

即刻种植本身并不能阻断拔牙后骨质吸收，这主要是由于牙齿拔除后，依赖于牙根和牙周韧带存在的束状骨会逐渐吸收，以颊侧骨板垂直向吸收为先，同时其外侧也会出现骨质吸收[2]。吸收程度与骨板厚度有明显关系，颊侧骨壁越薄，其吸收越多[3]。综上所述，在临床工作中即刻种植的适应证需要严格把握。根据SAC分类，最理想的即刻种植适应证要符合以下标准：

（1）颊侧骨板完整，厚度>1mm。

（2）牙周健康，拔牙时没有急性炎症。

（3）厚龈生物型。

（4）根尖周无急性炎症。

（5）根尖及腭部有足够量的骨，植入后能保证种植体的初期稳定性。

由于中国人属于东亚人种，通常无法满足颊侧骨板厚度>1mm的要求。因此，"跳跃间隙"植骨使薄壁型转为厚壁型对保证种植体长期稳定性非常有必要。

种植体的选择

在即刻种植中，不同形态的种植体其所获得的初期稳定性存在一定差异。一般而言，锥柱状种植体比根形种植体更能达到较好的初期稳定性。多项研究表明，采用较细直径或常规直径的种植体进行前牙种植可以防止颊侧牙槽骨的吸收[4-6]。因此，术中采用了Straumann®钛锆合金亲水骨水平锥柱状种植体（Roxolid® SLActive® Bone Level Tapered Implant，Φ3.3mm×14mm）。

本病例在术前准确评估的基础上，选择合适的种植体品牌及型号，最终达到了既保证种植体良好的初期稳定性，又能满足患者美观需求的目标，成功地完成了前牙高美学风险的即刻种植修复病例。

（撒悦）

参考文献

[1] Chappuis V, Araújo MG, Buser D. Clinical relevance of dimensional bone and soft tissue alterations post-extraction in esthetic sites[J]. Periodontology 2000, 2017, 73(1): 73-83.

[2] Barone A, Ricci M, Romanos GE, et al. Buccal bone deficiency in fresh extraction sockets: a prospective single cohort study[J]. Clin Oral Implants Res, 2015, 26(7): 823-830.

[3] MacBeth N, Trullenque-Eriksson A, Donos N, et al. Hard and soft tissue changes following alveolar ridge preservation: a systematic review[J]. Clin Oral Implants Res, 2017, 28(8): 982-1004.

[4] Araújo MG, Wennstrom JL, Lindhe J. Modeling of the buccal and lingual bone walls of fresh extraction sites following implant installation[J]. Clin Oral Implants Res, 2006, 7(6): 606-614.

[5] Caneva M, Salata LA, de Souza SS, et al. Hard tissue formation adjacent to implants of various size and configuration immediately placed into extraction sockets: an experimental study in dogs[J]. Clin Oral Implants Res, 2010, 21(9): 885-890.

[6] Covani U, Cornelini R, Calvo-Guirado JL, et al. Bone remodeling around implants placed in fresh extraction sockets[J]. Int J Periodontics Restorative Dent, 2010, 30(6): 601-607.

【病例分享2】
单颗前牙外伤后即刻种植即刻修复一例

IIP with immediate provisional restoration of anterior single implant: a case of tooth trauma

前言

本病例为上颌美学区单颗前牙种植修复病例。患者1天前因和同伴嬉闹互相推搡，摔倒在地，导致上前牙折断，严重影响其美观及职业，特来我院求诊。经临床检查和评估，患牙无法保留，唇侧骨壁基本完整。因职业关系，患者完全无法接受缺牙期的存在，要求采取拔牙后即刻种植即刻修复的治疗方案。患者美学期望值高。

初诊情况

患者基本信息

性别：女

年龄：23岁

职业：空中乘务员

主诉

上前牙因外伤折断影响美观及发音1天。

现病史

1天前，患者因和同伴嬉闹互相推搡，摔倒在地，导致上前牙折断，严重影响其美观及职业，特来我院求诊。

既往史

1. 系统病史

否认系统病史。

2. 牙科病史（表6.6）

3. 个人社会史

患者不吸烟，不嗜酒。

家族史

无特殊。

表6.6 牙科病史调查表

牙周病史	□ 是 √ 否	正畸治疗史	□ 是 √ 否
修复治疗史	□ 是 √ 否	口腔外科治疗史	□ 是 √ 否
牙体牙髓治疗史	□ 是 √ 否	颞下颌关节治疗史	□ 是 √ 否
磨牙症	□ 是 √ 否	口腔黏膜治疗史	□ 是 √ 否
其他	无特殊		

全身情况

因外伤对其容貌及职业的影响，精神焦虑。无其他症状。

口腔检查（图6.18~图6.20）

1. 口外检查

1.1 颌面部检查

面部比例协调，直面型，面部肤色正常，左侧面部及口周围有擦伤。

1.2 颞下颌关节区检查

双侧关节活动度较对称，无疼痛及偏斜，开口型无偏斜，肌肉无压痛，开口度约4.3mm。

2. 口内检查

2.1 牙列检查

11近中折裂至龈下2~3mm，牙髓暴露，叩（+）。

21唇侧倾斜，切端缺损，髓腔暴露，叩（+）。

31、32、41、42舌侧倾斜。口内未见修复体。

牙体形态为尖圆形，薄龈生物型。

下前牙牙列拥挤。

2.2 软组织检查

上唇轻度擦伤及红肿，舌、口底、前庭沟、软硬腭、腺体等软组织及系带附着未见异常。

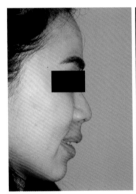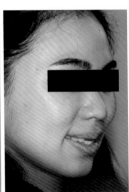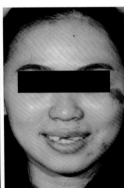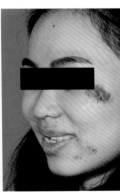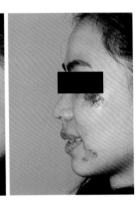
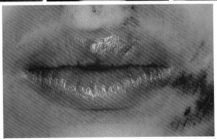

图6.18 初诊口外照和面下1/3照。

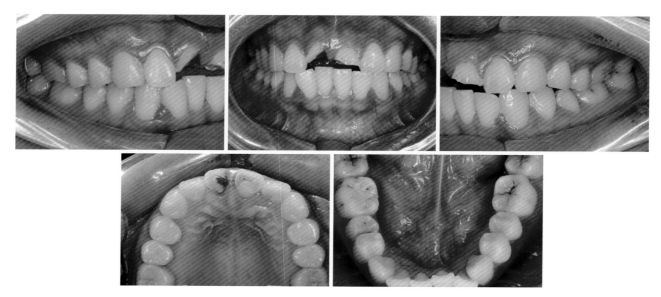

图6.19 初诊口内照。

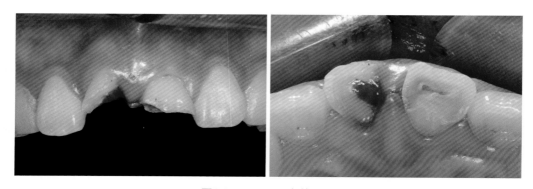

图6.20 11、21术前照。

2.3 咬合检查

前牙覆殆覆盖基本正常。

牙尖交错位时咬合较稳定，双侧咬合基本对称。

2.4 口内一般情况检查

口内一般情况：菌斑（√）；牙石（×）；

口臭（×）；溃疡/红肿/脓肿（×）。

影像学检查（图6.21）

根尖片示：

11、21未根充，根尖无暗影。

11切端折裂，近中折裂至骨下，已穿髓；21

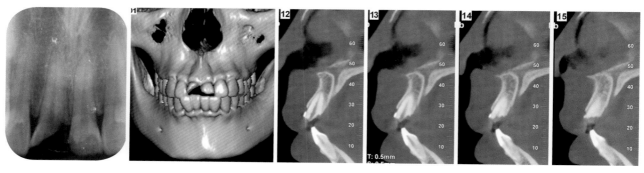

图6.21 术前根尖片和术前CBCT。

切端折裂至髓腔。

CBCT示：

11、21唇侧骨板连续、完整。

11、21牙根与牙槽骨方向基本一致。

11唇侧牙槽骨上部略微凹陷，唇舌向厚度约为7.5mm，近远中向宽度约为7mm。

主要诊断

11、12牙体缺损。

治疗计划

1. 术前评估（图6.22和图6.23；表6.7～表6.11）

1.1 美学自评

患者因职业需求，现11、21冠折，严重影响美观及发音，需尽快恢复。

1.2 患者的要求与期望

患者不接受缺牙期，希望尽快恢复前牙美观，并希望修复后能获得长期稳定的疗效。

2. 制订治疗计划

根据上述检查结果，拟订可选治疗方案如下：

方案一：21根管治疗后桩冠修复，11即刻种植即刻修复+软组织移植。

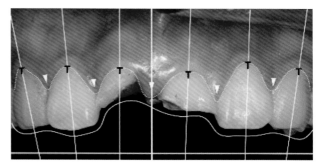

图6.23 DSD。

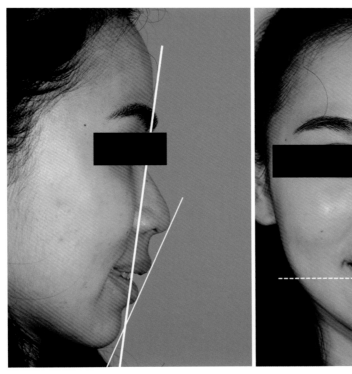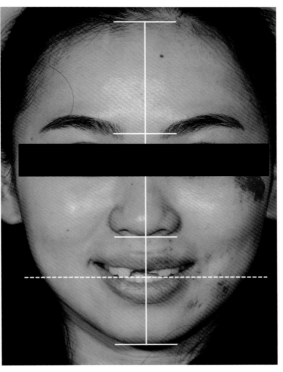

图6.22 治疗前面部分析。

表6.7　面部分析

■正面观	
水平关系	瞳孔连线vs水平线　√平行　□右倾斜　□左倾斜 口角连线vs水平线　√平行　□右倾斜　□左倾斜
垂直关系	面中线　√居中　□　右偏斜　□左偏斜
面部比例	面部1/3的比例基本相等
■侧面观	
侧面型	√正常　□凸面型　□凹面型
E线	上下唇位于E线后
唇形	√厚　□中等　□薄

表6.8　唇齿分析

息止颌位时牙齿暴露		切缘曲线与下唇关系	
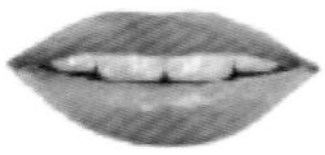	上颌2mm 下颌0mm	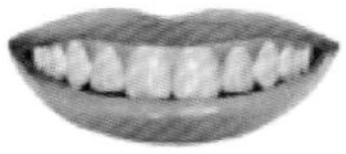	圆凸型
笑线		微笑宽度与牙齿暴露量	
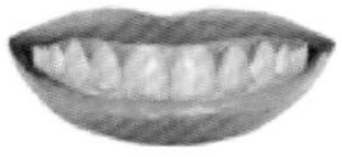	低位	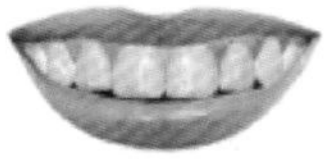	8~10颗
唇廊		上中切牙中间线与面中线的关系	
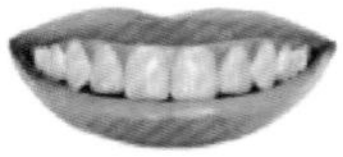	正常	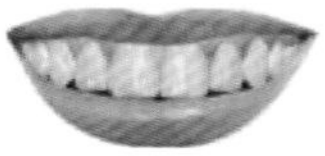	正常
𬌗平面与口角连线的关系			
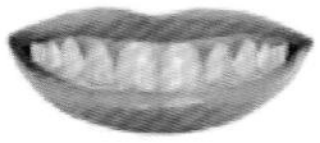	平行		

表6.9　种植治疗整体风险评估

全身状态	免疫性疾病	□是　√否
	不可控制的糖尿病	□是　√否
	服用类固醇类药物	□是　√否
牙周情况	进行性牙周病	□是　√否
	顽固性牙周病	□是　√否
	遗传倾向	□是　√否
口腔卫生	菌斑	√是　□否
	牙石	□是　√否
咬合情况	磨牙症	□是　√否

表6.10　种植美学风险评估

风险因素	低	中	高
健康状况	健康，免疫功能正常		免疫功能低下
吸烟习惯	不吸烟	少量吸烟（＜10支/天）	大量吸烟（＞10支/天）
患者美学期望值	低	中	高
笑线	低位	中位	高位
牙龈生物型	低弧线，厚龈生物型	中弧线，中厚龈生物型	高弧线，薄龈生物型
牙冠形态	方圆形	卵圆形	尖圆形
位点感染情况	无	慢性	急性
邻牙牙槽嵴高度	到接触点＜5mm	到接触点5.5～6.5mm	到接触点＞7mm
邻牙修复状态	无修复体		有修复体
缺牙间隙的宽度	单颗牙＞7mm	单颗牙＜7mm	2颗牙或2颗牙以上
软组织解剖	软组织完整		软组织缺损
牙槽嵴解剖	无骨缺损	水平向骨缺损	垂直向骨缺损

表6.11　外科SAC分类评估

因素		评估	备注
全身因素	全身禁忌证	无	
	吸烟	无	
	发育因素	无	
位点因素	骨量	充足	
	解剖风险	低	
	美学风险	高	低笑线，美学期望高
	复杂程度	高	即刻种植，辅助性骨增量及CTG移植
	并发症风险	高	可能出现牙龈退缩，早期边缘骨吸收
	负荷方案	即刻或早期修复	
	SAC分类	高度复杂	

方案二：21根管治疗后桩冠修复，11拔除后择期可摘局部义齿修复。

方案三：21根管治疗，11拔除，择期11—22固定桥修复。

方案四：11、21根管治疗，21正畸牵引，11、21桩核冠修复。

向患者交代病情及可选治疗方案，同时告知患者相应的治疗程序、可能出现的并发症、预后、费用、治疗过程中及治疗结束后所需的维护及预防等相关问题，患者知情同意，选择方案一。

具体治疗计划

1. 口腔卫生宣教。

2. 全口龈上龈下洁治。

3. 21根管治疗，11即刻种植，即刻临时修复。

4. 软组织基本稳定后11、12行永久修复。

5. 定期随访、维护。

具体治疗步骤

1. 牙周治疗

1.1 口腔健康指导：口腔卫生宣教及指导。

1.2 牙周基础治疗：全口牙周洁治，控制菌斑。

2. 牙体治疗

21行根管治疗后，放置纤维桩，进行牙体预备。

3. 种植治疗

3.1 种植一期手术

告知患者术中及术后注意事项及可能的并发症，患者知情同意，签署知情同意书。口内外消毒。

A：Alveolar Socket Management，拔牙窝的处理原则：

局麻下小心微创拔除21，探查唇侧骨壁及整个牙槽窝完整，彻底搔刮牙槽窝。先锋钻定位，标志杆指示植入方向及深度无误后，逐级备洞，植入NobelActive® Φ3.5mm×13mm种植体1颗，安装覆盖螺丝。植入后可见种植体与唇侧骨板之间有2mm以上的间隙（图6.24）。

B：Bony Housing Management，骨弓轮廓的处理原则：

因该骨弓轮廓为完整拔牙窝，属于有利型骨缺损，可以对植入的骨粉有自限作用，保持骨移植材料的稳定性。因此，同期在种植体与颊侧骨壁之间的拔牙窝间隙内植入小颗粒低替代率的Bio-Oss®骨粉，轻度压实，变向将薄壁型唇侧骨板转为厚壁型唇侧骨板。更换覆盖螺丝为愈合基台以利于封闭拔牙创口（图6.25）。

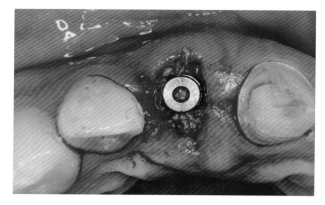

图6.25 拔牙窝内植入Bio-Oss®骨粉。

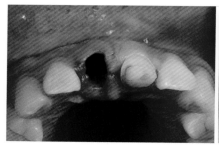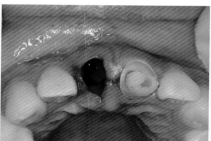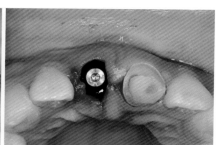

图6.24 种植一期手术：拔除患牙，常规备洞，植入NobelActive® Φ3.5mm×13mm种植体1颗。

C：Consideration of Soft Tissue Augmentation，软组织增量的考量原则：

因该患者唇侧骨板完整，因此采用一期手术不翻瓣的操作，保持软组织完整。因患者为薄龈型且种植体植入后，种植体与周围骨壁存在一定的间隙，故术中在24、25腭侧行一横行切口获取中厚瓣，行上皮下结缔组织移植（CTG）增厚牙龈并辅助封闭拔牙创口（图6.26）。

3.2　制作种植体支持式临时修复体

D：Design & Delivery of the Prosthesis，修复体的设计和戴牙原则：

美学区的种植修复，临时义齿恢复美观至关重要。因此，首先应考虑临时义齿的设计和戴入。11取模制作种植临时修复体，因21已行牙体预备，制作11、21临时单端桥进行临时修复，调整临时修复体咬合使其无咬合接触。待种植临时修复体制作完成后更换掉11、21单端桥，用15N的力螺丝固位11种植临时修复体，涂布临时粘接剂粘接固位21临时冠，再次调整临时修复体咬合使咬合无接触（图6.27）。

3.3　术后影像学检查

术后CBCT示种植体方向良好，颊侧骨板厚度大于2mm（图6.28）。

3.4　定期检查，评估种植体及牙龈情况

一期术后2周拆除缝线，定期复诊，监测牙龈恢复情况（图6.29和图6.30）。

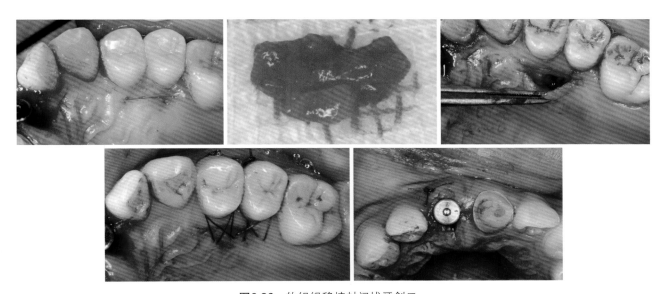

图6.26　软组织移植封闭拔牙创口。

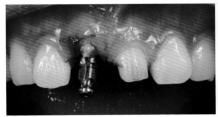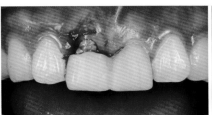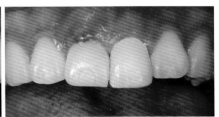

图6.27　临时修复体制作。

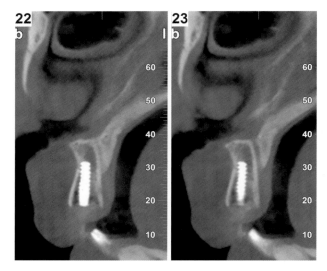

图6.28 术中植骨前CBCT。

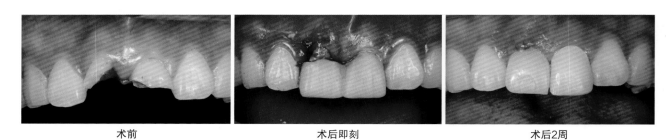

| 术前 | 术后即刻 | 术后2周 |

图6.29 术前及术后即刻修复后随访：牙龈愈合良好，唇侧组织丰满度维持稳定。

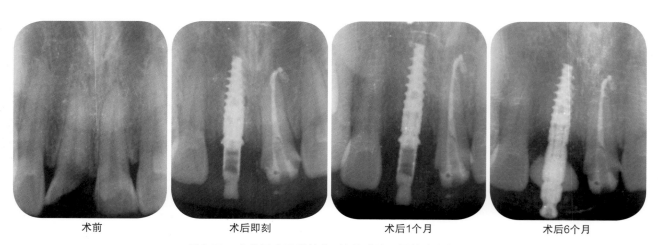

| 术前 | 术后即刻 | 术后1个月 | 术后6个月 |

图6.30 术前及术后种植体X线片随访：骨结合良好。

3.5 制取终印模，制作最终修复体

D：Design & Delivery of the Prosthesis，修复体的设计和戴牙原则：

11种植体周围软组织基本趋于稳定后拟行永久修复，根尖片示种植体骨结合良好（图6.31）。取下11临时修复体，安装转移杆，牙体预备21，制取聚醚硅橡胶印模。制取对颌藻酸盐印模（图6.32），比色，拍摄比色照。制作最终修复体（氧化锆个性化基台、氧化锆全瓷冠，粘接固位）（图6.33）。

3.6 修复体试戴及粘接

D：Design & Delivery of the Prosthesis，修复体的设计和戴牙原则：

为尽量避免粘接剂的残留，11最终修复基台边缘应位于龈下1mm以内，可在基台就位导板辅助下试戴修复基台以探查基台边缘并在正式粘接前在口外制作粘接代型以去除多余粘接剂。

将11基台以35N的力固位，试戴11、21全冠，调整邻接及咬合，患者满意最终美观效果。抛光，消毒，去除多余粘接剂，粘接固位全瓷冠，保证修复体稳定预后（图6.34～图6.38）。

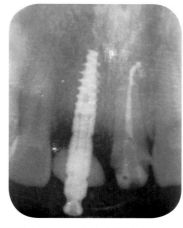

图6.31 术后根尖片示11种植体骨结合良好，21根尖周无明显暗影。

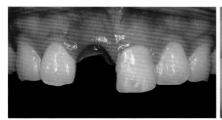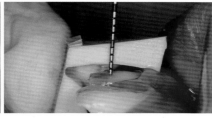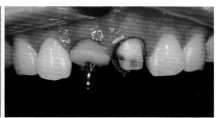

图6.32 11制作个性化转移杆，21牙体预备，印模制取。

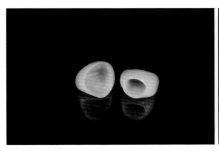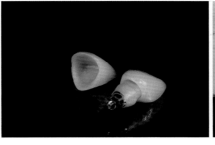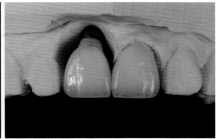

图6.33 氧化锆个性化基台+全瓷冠。

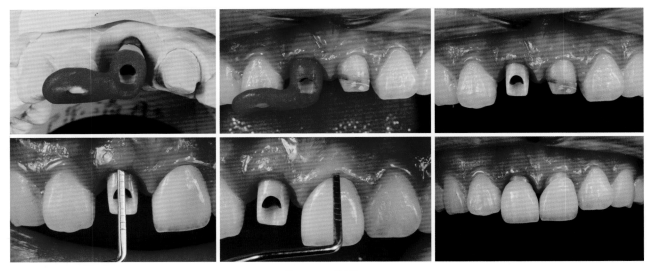

图6.34 戴牙。

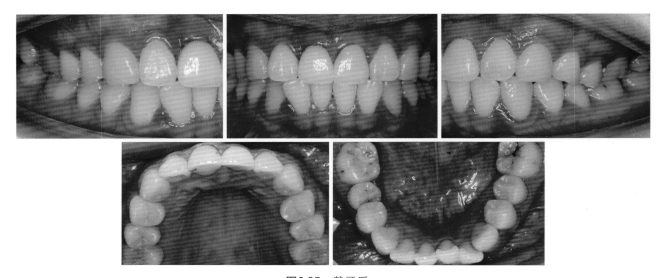

图6.35 戴牙后。

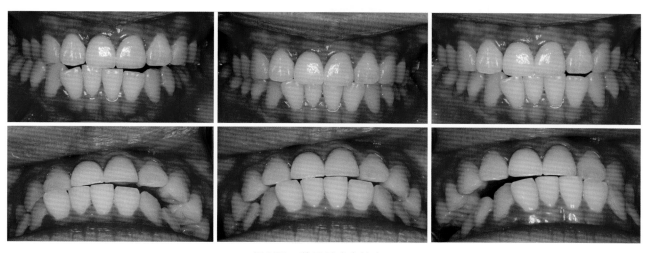

图6.36 戴牙后咬合检查。

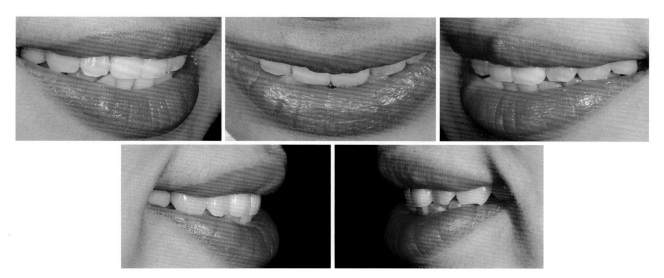

图6.37 戴牙后面下1/3照。

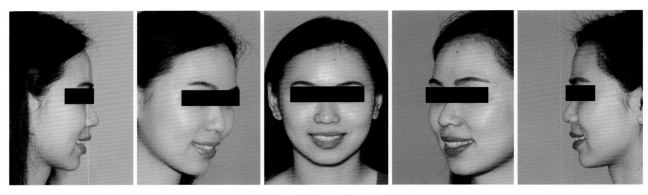

图6.38 戴牙后口外照。

4. 随访及维护

告知患者戴牙后注意事项，再次进行口腔卫生宣教，嘱定期复诊（图6.39~图6.41）。

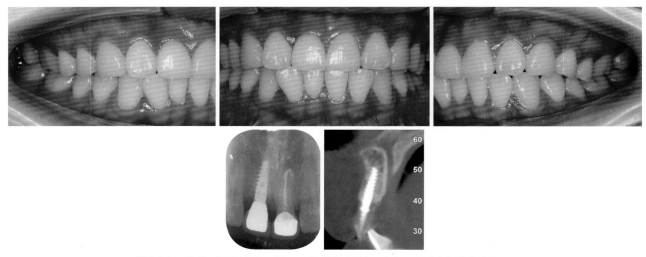

图6.39 术后2年随访显示骨及牙龈软组织情况良好，唇侧丰满度良好。

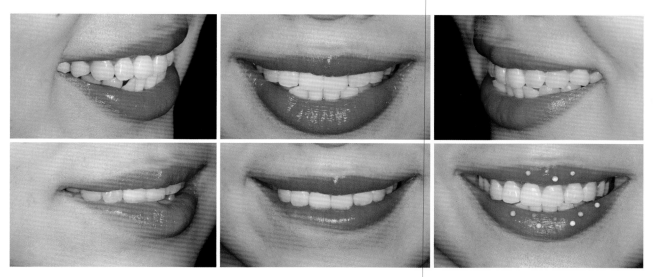

图6.40 术后2年面下1/3照。

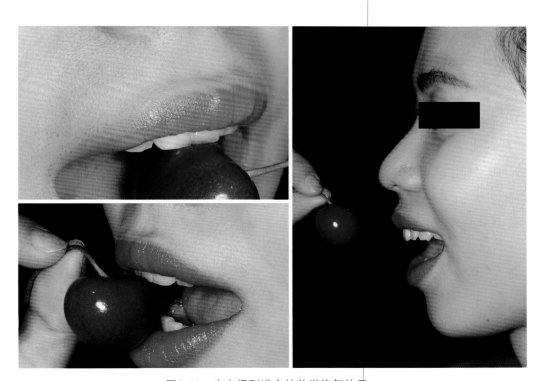

图6.41 患者得到满意的美学修复效果。

讨论

本病例展示了因外伤后无法保留而进行的上颌前牙种植修复治疗。在设计治疗方案时，考量了患者自身骨量条件，结合患者自身美学期望，在对21进行根管治疗后，对11选择即刻种植即刻修复的方案。在患者进行种植手术时，选择NobelActive®种植体，并行上皮下结缔组织移植增厚牙龈并辅助封闭拔牙创口。

治疗顺序

本病例的治疗顺序为：先对21进行根管治疗后放置纤维桩，进行牙体预备，再将11拔除后进行即刻种植手术，并最终进行11、21同期最终修复。原因如下：先预备21的桩核冠是为了在临时修复时，即便11初期稳定性不佳，依然可以将11-21单端桥作为临时修复的备选；最终将11、21同期进行最终修复是为了使左右中切牙获得协调一致的修复体外形与颜色等美学特征。

即刻种植适应证的选择

美学区的即刻种植需要严格控制适应证，通常来说，患者需要满足以下条件：牙槽窝骨壁完整、颊侧骨壁厚度至少1mm、软组织有足够的厚度、种植位点没有急性炎症、牙槽窝根尖和腭侧骨板能够提供足够的初期稳定性[1]。Kan等学者[2]将人群按照上颌前牙牙根在矢状面上与牙槽骨的相对位置关系分为4类，Ⅰ类为上颌前牙牙根偏向唇侧骨板，这类患者在进行即刻种植时腭侧有足量骨板与种植体结合，更容易获得初期稳定性，约占人群的81.1%；Ⅱ类为牙根位于上颌骨中间，根尖1/3既不与唇侧骨板接触，也不与腭侧骨板接触，约占6.5%；Ⅲ类为牙根偏向腭侧骨板，占0.7%；Ⅳ类为牙槽骨在牙根的2/3及以上的位置缩窄，这种情况非常不推荐进行即刻种植，约占11.7%。本病例为外伤后的即刻种植手术，

患者天然牙齿无法保留，颊侧骨壁完整且厚度大于1mm，没有炎症及松动。CBCT示上颌中切牙牙根偏向唇侧骨板，牙根与牙槽骨相对位置为Ⅰ类。此类患者如果种植时使种植体根部尽量偏向腭部来获得相对良好的初期稳定性，那么未来可能出现种植体中央螺丝从颈部穿出的风险。最后可以通过合理设计修复基台的穿龈深度和美观的修复材料，并通过粘接固位来解决种植修复的难题。

种植体的选择

对于即刻种植即刻修复来说，种植体的初期稳定性非常重要，而相比于柱形种植体，锥形种植体能够获得更高的初期稳定性[3]。本病例选择NobelActive®种植体，其锥形的形态和种植体自身的自攻性有助于种植体通过极差备洞来实现种植体的初期稳定性。

软组织移植的应用

美学区种植体周围角化黏膜的厚度对种植体周围的美观十分重要。研究显示当种植体周围角化黏膜厚度小于2mm时，种植体周围更容易透出基台材料的颜色而发生美学并发症；而当种植体周围角化黏膜宽度小于2mm时，因其抵抗细菌附着的能力下降而更易发生生物学并发症[4]。对于种植体周围角化黏膜厚度不足的情况，文献建议可进行软组织移植手术[5]。当种植体位于美学区且颊侧龈缘有退缩风险（薄龈表现型，唇侧骨板厚度＜0.5mm）时，即刻种植同期行结缔组织移植可降低种植术后龈缘退缩的风险和探诊出血的比例[6]。本病例中患者牙龈表现型为薄龈型，为降低患者种植术后美学并发症及生物学并发症的发生，于种植同期行上皮下结缔组织移植，增厚种植体周围角化黏膜厚度，术后随访显示软组织状态良好。

临时修复体对穿龈轮廓的塑造

种植体的穿龈轮廓指从种植修复平台开始，到穿出种植体周围软组织的种植体基台/牙冠复合体外形轮廓。为达到理想的美学效果，种植体的穿龈轮廓应与拔牙窝轮廓相似，同时也应与邻牙及牙列相协调。但拔牙后骨组织与软组织在愈合过程中发生的持续改建使其难以维持原有形态，因此在进行最终修复前对穿龈轮廓进行塑形是十分有必要的[7]。即刻种植中临时修复体的主要目的为在术后愈合期内改善美观，提高患者舒适度，维持现有软组织结构，为软硬组织的再生预留空间[8]。在即刻种植即刻修复时，临时修复体表面应高度抛光，次要轮廓区应尽量凹陷，腭侧和邻面的关键轮廓可复制原有天然牙形态，唇面关键轮廓可调磨0.5～1mm，便于龈缘向冠方的适度生长[8]。

（撒悦）

参考文献

[1] Kan JYK, Rungcharassaeng K, Deflorian M, et al. Immediate implant placement and provisionalization of maxillary anterior single implants[J]. Periodontol 2000, 2018, 77(1):197–212.

[2] Kan JY, Roe P, Rungcharassaeng K, et al. Classification of sagittal root position in relation to the anterior maxillary osseous housing for immediate implant placement: a cone beam computed tomography study[J]. Int J Oral Maxillofac Implants, 2011, 26(4):873–876.

[3] Kan JY, Roe P, Rungcharassaeng K. Effects of implant morphology on rotational stability during immediate implant placement in the esthetic zone[J]. Int J Oral Maxillofac Implants, 2015, 30(3):667–670.

[4] Wang II, Barootchi S, Tavelli L, et al. The peri–implant phenotype and implant esthetic complications. Contemporary overview[J]. J Esthet Restor Dent, 2021, 33(1):212–223.

[5] Zucchelli G, Tavelli L, McGuire MK, et al. Autogenous soft tissue grafting for periodontal and peri–implant plastic surgical reconstruction[J]. J Periodontol, 2020, 91(1):9–16.

[6] Seyssens L, De Lat L, Cosyn J. Immediate implant placement with or without connective tissue graft: A systematic review and meta–analysis[J]. J Clin Periodontol, 2021, 48(2):284–301.

[7] Chu SJ, Kan JY, Lee EA, et al. Restorative emergence profile for single–tooth implants in healthy periodontal patients: Clinical guidelines and decision–making strategies[J]. Int J Periodontics Restorative Dent, 2019, 40(1):19–29.

[8] Gonzalez–Martin O, Lee E, Weisgold A, et al. Contour management of implant restorations for optimal emergence profiles: Guidelines for immediate and delayed provisional restorations[J]. Int J Periodontics Restorative Dent, 2020, 40(1):61–70.

【病例分享3】

单颗前牙内吸收后即刻种植即刻修复一例

IIP with immediate provisional restoration of anterior single implant: a case of tooth internal resorption

本病例为上颌美学区单颗前牙种植修复病例。患者右上前牙5年前曾受外伤，外伤后牙体变色。近期自觉颜色加深，不美观，要求修复。患者因工作繁忙希望尽量减少就诊次数，美学期望值中等。

初诊情况

患者基本信息

性别：男

年龄：41岁

职业：出租车司机

主诉

上前牙变色5年余。

现病史

患者右上前牙5年前曾受外伤，外伤后牙体变色。近期自觉颜色加深，不美观，要求修复。

既往史

1. 系统病史

否认系统病史。

2. 牙科病史（表6.12）

3. 个人社会史

患者不吸烟，不嗜酒。

家族史

无特殊。

表6.12 牙科病史调查表

牙周病史	□是 √否	正畸治疗史	□是 √否
修复治疗史	□是 √否	口腔外科治疗史	□是 √否
牙体牙髓治疗史	□是 √否	颞下颌关节治疗史	□是 √否
磨牙症	□是 √否	口腔黏膜治疗史	□是 √否
其他	无特殊		

口腔检查（图6.42和图6.43）

1. 口外检查

1.1　颌面部检查

面部对称，比例基本协调，直面型。

1.2　颞下颌关节区检查

双侧关节活动度较对称，无疼痛及偏斜，开口型无偏斜，肌肉无压痛，开口度正常。

2. 口内检查

2.1　牙列检查

11牙体呈黄褐色。

21腭倾。

13、14、24、25、34、35、44、45非龋性颈部缺损，牙龈根向退缩。

46龋坏。

下前牙牙列拥挤。

2.2　咬合检查

前牙覆𬌗覆盖基本正常。

牙尖交错位时咬合较稳定，双侧咬合基本对称。

2.3　口内一般情况检查

口内一般情况：菌斑（√）；牙石（×）；口臭（×）；溃疡/红肿/脓肿（×）。

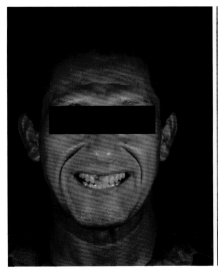
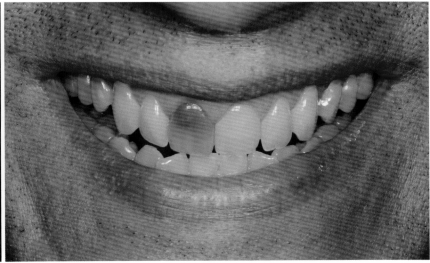

图6.42　初诊口外照及面下1/3照。

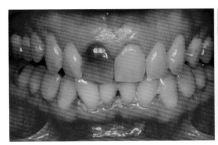
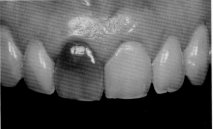
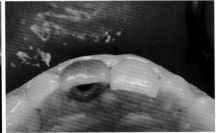

图6.43　初诊口内照。

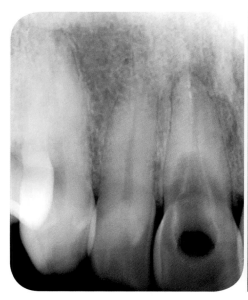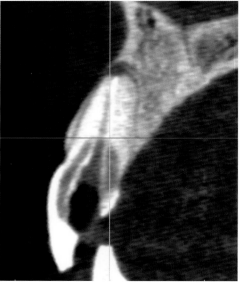

图6.44　术前根尖片和术前CBCT。

影像学检查（图6.44）

CBCT示：

11牙根吸收，根尖周明显暗影。

11唇侧骨板较完整，可用牙槽骨高度16～17mm，唇腭侧宽度6～7mm。

主要诊断

1. 11内吸收。

2. 13、14、23、24、25非龋性颈部缺损。

治疗计划

1. 术前评估（图6.45；表6.13～表6.17）

1.1　美学自评

患者因职业需求，现11牙体变色，影响美观，需尽快恢复。

1.2　患者的要求与期望

患者希望尽快恢复前牙美观，并希望修复后能获得长期稳定的疗效。

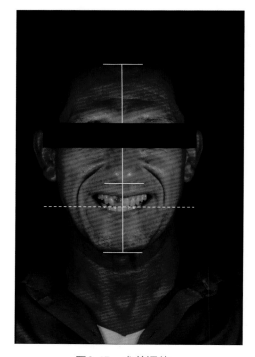

图6.45　术前评估。

表6.13 面部分析

■正面观	
水平关系	瞳孔连线vs水平线　√平行　□右倾斜　□左倾斜 口角连线vs水平线　√平行　□右倾斜　□左倾斜
垂直关系	面中线　√居中　□　右偏斜　□左偏斜
面部比例	面部1/3的比例基本相等
■侧面观	
侧面型	√正常　□凸面型　□凹面型
E线	上下唇位于E线后
唇形	√厚　□中等　□薄

表6.14 唇齿分析

息止颌位时牙齿暴露		切缘曲线与下唇关系	
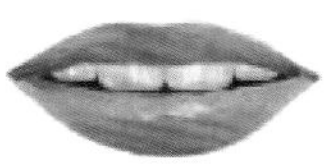	上颌3mm 下颌0mm	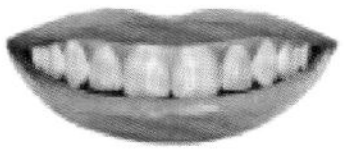	圆凸型
笑线		微笑宽度与牙齿暴露量	
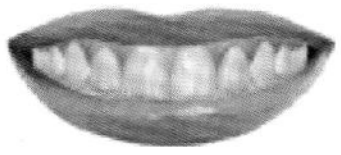	中位	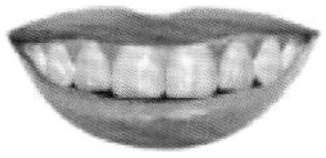	10颗
唇廓		上中切牙中间线与面中线的关系	
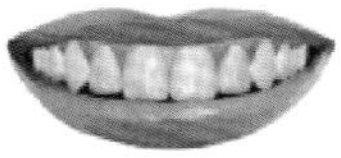	正常	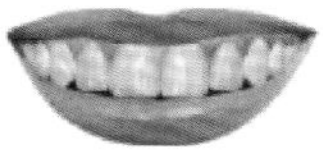	正常
𬌗平面与口角连线的关系			
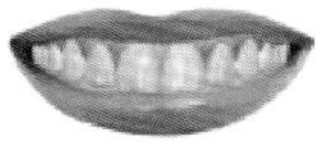	平行		

表6.15 种植治疗整体风险评估

全身状态	免疫性疾病	□是　√否
	不可控制的糖尿病	□是　√否
	服用类固醇类药物	□是　√否
牙周情况	进行性牙周病	□是　√否
	顽固性牙周病	□是　√否
	遗传倾向	□是　√否
口腔卫生	菌斑	√是　□否
	牙石	□是　√否
咬合情况	磨牙症	□是　√否

表6.16 种植美学风险评估

风险因素	低	中	高
健康状况	健康,免疫功能正常		免疫功能低下
吸烟习惯	不吸烟	少量吸烟(＜10支/天)	大量吸烟(＞10支/天)
患者美学期望值	低	中	高
笑线	低位	中位	高位
牙龈生物型	低弧线,厚龈生物型	中弧线,中厚龈生物型	高弧线,薄龈生物型
牙冠形态	方圆形	卵圆形	尖圆形
位点感染情况	无	慢性	急性
邻牙牙槽嵴高度	到接触点<5mm	到接触点5.5～6.5mm	到接触点>7.5mm
邻牙修复状态	无修复体		有修复体
缺牙间隙的宽度	单颗牙＞7mm	单颗牙＜7mm	2颗牙或2颗牙以上
软组织解剖	软组织完整		软组织缺损
牙槽嵴解剖	无骨缺损	水平向骨缺损	垂直向骨缺损

表6.17 外科SAC分类评估

因素		评估	备注
全身因素	全身禁忌证	无	
	吸烟	无	
	发育因素	无	
位点因素	骨量	充足	
	解剖风险	低	
	美学风险	高	中笑线,美学期望高
	复杂程度	高	即刻种植,辅助性骨增量及CTG移植
	并发症风险	高	可能出现牙龈退缩,早期边缘骨吸收
	负荷方案	即刻或早期修复	
	SAC分类	高度复杂	

2. 制订治疗计划

根据上述检查结果,拟订可选治疗方案如下:

方案一:11即刻种植即刻修复+软组织移植,21贴面修复。

方案二:11拔除后择期可摘局部义齿修复,21贴面修复。

方案三:11拔除,择期12、11、21,固定桥修复。

向患者交代病情及可选治疗方案,同时告知患者相应的治疗程序、可能出现的并发症、预后、费用、治疗过程中及治疗结束后所需的维护及预防等相关问题,患者知情同意,选择方案一。

具体治疗计划

　　1. 口腔卫生宣教。

　　2. 全口龈上龈下洁治。

　　3. 21贴面预备，11即刻种植，即刻临时修复。

　　4. 种植体和软组织基本稳定后11、21行永久修复。

　　5. 双侧根面暴露区域进行软组织根面覆盖。

　　6. 定期随访、维护。

具体治疗步骤

1. 牙周治疗

　　1.1　口腔健康指导：口腔卫生宣教及指导。

　　1.2　牙周基础治疗：全口牙周洁治，控制菌斑。

2. 种植治疗

　　2.1　种植一期手术

　　告知患者术中及术后注意事项及可能的并发症，患者知情同意，签署知情同意书。口内外消毒。

A：Alveolar Socket Management，拔牙窝的处理原则：

　　局麻下小心微创拔除11，探查唇侧骨壁及整个牙槽窝完整，彻底搔刮牙槽窝。先锋钻定位，标志杆指示植入方向及深度无误后，逐级备洞，植入NobelReplace® Conical Connection Φ4.3mm×13mm种植体1颗，安装覆盖螺丝/愈合基台。植入后可见种植体与唇侧骨板之间有2mm以上的间隙（图6.46）。

B：Bony Housing Management，骨弓轮廓的处理原则：

　　因该骨弓轮廓为完整拔牙窝，属于有利型骨缺损，可以对植入的骨粉有自限作用，保持骨移植材料的稳定性。因此，同期在种植体与颊侧骨壁之间的拔牙窝间隙内植入小颗粒低替代率的Bio-Oss®骨粉，轻度压实，变向将薄壁型唇侧骨板转为厚壁型唇侧骨板（图6.47）。

C：Consideration of Soft Tissue Augmentation，软组织增量的考量原则：

　　因该患者唇侧骨板完整，因此采用一期手术不翻瓣的操作，保持软组织完整。为增加唇侧丰满度及封闭术口行软组织移植术。

　　于患者腭侧制取上皮下结缔组织，在患者11唇侧行信封术分离牙龈，将制备的结缔组织插入信封中并进行简单固定（图6.48）。

　　2.2　制作种植体支持式临时修复体

D：Design & Delivery of the Prosthesis，修复体的设计和戴牙原则：

　　美学区的种植修复，临时义齿恢复美观至关重要。因此，手术采用即刻修复的方式利用11

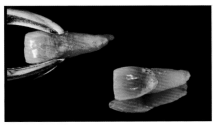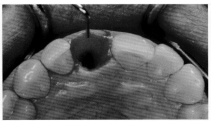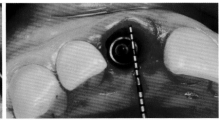

图6.46　种植一期手术：拔除患牙&常规备洞，植入NobelReplace® Conical Connection　Φ4.3mm×13mm种植体1颗。

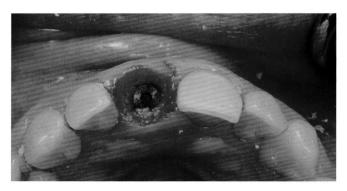

图6.47 拔牙窝内植入Bio-Oss®骨粉。

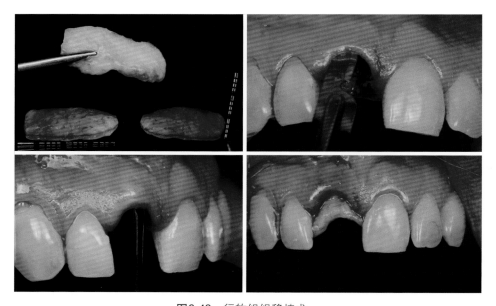

图6.48 行软组织移植术。

临时冠维持龈缘及龈乳头的软组织高度。此步骤于骨粉及软组织植入之前。种植体植入后，换上螺丝固位的临时修复基台配合预备好的临时冠进行螺丝固位临时冠的制作。制作完成后，临时基台用15N的力固定，聚四氟乙烯封口后树脂覆盖螺丝孔。调整咬合，使临时冠无咬合接触（图

6.49）。

2.3 术后影像学检查

术后X线片示种植体方向良好（图6.50）。

2.4 定期检查，评估种植体及牙龈情况

一期术后定期复诊，监测牙龈恢复情况（图6.51和图6.52）。

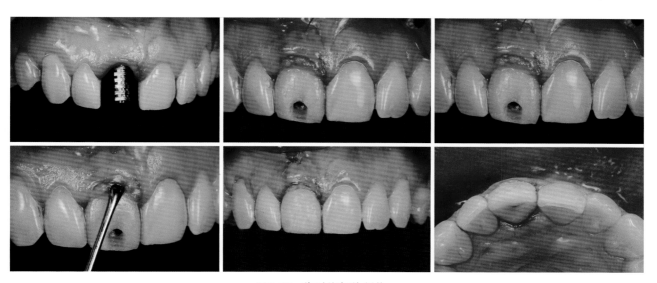

图6.49　临时修复体制作。

2.5　制取终印模，制作最终修复体

D：Design & Delivery of the Prosthesis，修复体的设计和戴牙原则：

11种植体周围软组织基本趋于稳定后拟行永久修复，为更好恢复11、21美观，对21行贴面修复。取下11临时修复体，安装转移杆，牙体预备21，制取印模，比色，拍摄比色照。制作11、21最终修复体（11为钛基底氧化锆个性化基台、氧化锆全瓷冠，粘接固位，21为铸瓷贴面粘接固位）（图6.53）。

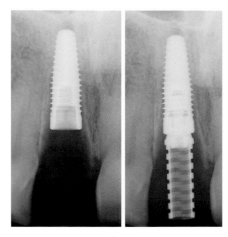

图6.50　术后X线片。

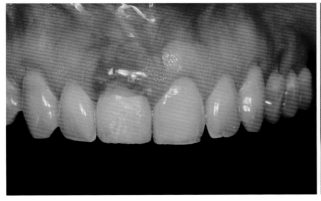

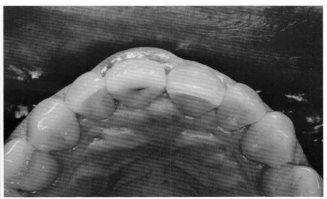

图6.51　术后2周复查。

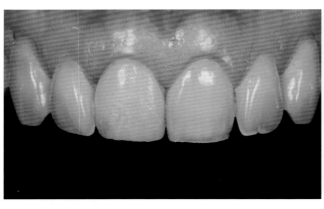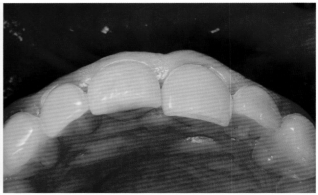

图6.52　术后3个月牙龈愈合良好，唇侧组织丰满度维持稳定。

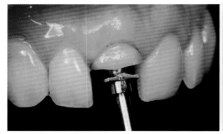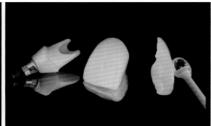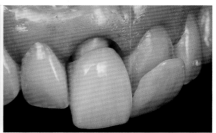

图6.53　11制作个性化转移杆，21牙体预备，印模制取，氧化锆个性化基台+全瓷冠，全瓷贴面。

2.6　修复体试戴及粘接

D：Design & Delivery of the Prosthesis,
修复体的设计和戴牙原则：

将11基台以35N的力固位，试戴11全冠、12

全瓷贴面，调整邻接及咬合，患者满意最终美观效果。抛光，消毒，去除多余粘接剂，粘接固位全瓷冠，保证修复体稳定预后（图6.54）。

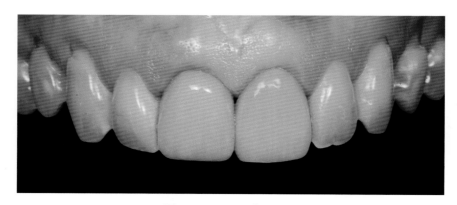

图6.54　11、21戴牙后。

3. 牙龈退缩治疗

对双侧根面退缩区域进行软组织移植的根面
覆盖术（图6.55～图6.57）。

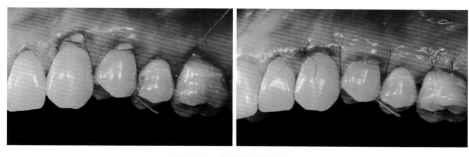

图6.55 行根面覆盖术。

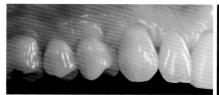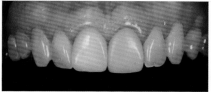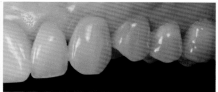

图6.56 完成最终修复后。

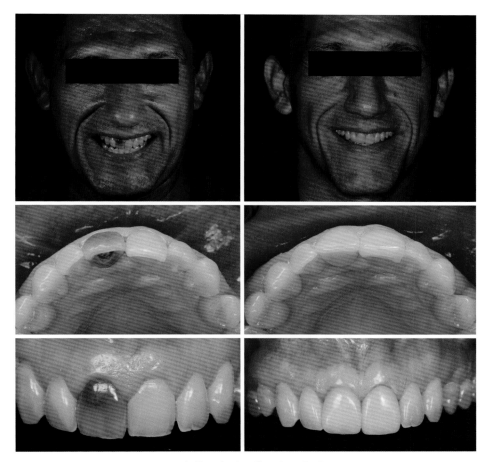

图6.57 术前及术后口外照和口内对比照。

4. 随访及维护

告知患者戴牙后注意事项，再次进行口腔卫生宣教，嘱定期复诊（图6.58和图6.59）。

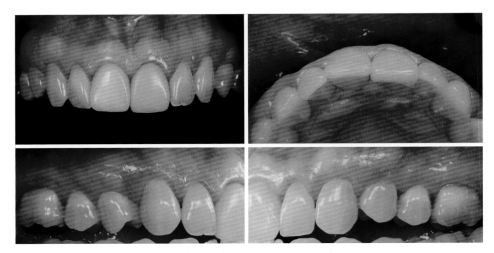

图6.58 术后2年随访显示骨及牙龈软组织情况良好，唇侧丰满度良好。

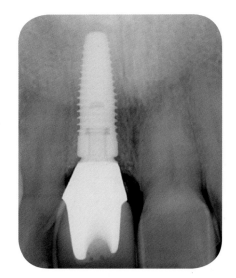

图6.59 术后2年X线片示骨结合良好且稳定。

讨论

即刻种植适应证

即刻种植是指拔牙同期植入种植体，目前已经成为临床广泛接受的种植治疗方案，具有与延期种植相当的种植体留存率[1]，并且能满足患者缩短治疗周期的期望。在种植治疗中，临床医生需要仔细分析临床及影像检查结果，判断治疗风险等级，综合考量以正确选择种植时机。严格把握适应证对于降低即刻种植失败风险至关重要。Buser等学者[2]指出种植位点应当具有完整唇侧骨壁、牙槽骨呈厚壁生物型（＞1mm），牙龈表型为厚龈生物型，以降低唇侧牙龈收缩和种植体颈部软组织塌陷的风险；无急性化脓性炎症；根尖和腭侧有足够的骨量以满足种植体植入的三维位置和初期稳定性的要求。本病例中，患者牙周生物型为中厚型，无骨缺损和软组织缺损，迫切要求恢复美观，故选择在拔牙后行即刻种植。

软组织移植促进即刻种植中软组织的稳定性

本病例中我们在不翻瓣植入种植体后，进行了上皮下结缔组织移植（Subepithelial Connective Tissue Graft, SCTG），旨在增加软组织的量，维持理想的软组织轮廓和龈缘高度。SCTG被证明能显著增宽种植体周角化龈[3]，一项为期2年的前瞻性研究表明，美学区即刻种植中放置软组织移植物，具有更好的美学呈现，能稳定种植体唇侧的软组织[4]。若为薄龈生物型，结合软组织增量后能将薄龈型转变为厚龈型，也可获得不错的美学效果。因此软组织移植一定程度上有利于降低即刻种植本身的治疗风险，本病例中患者最终也获得了协调的软硬组织恢复。

临时义齿的重要性

对于美学区单颗牙的种植修复，种植体支持式临时义齿除了恢复美观外，还起着非常重要的功能作用。即刻种植中常常难以通过软组织封闭创口，而应用临时义齿进行即刻修复可以解决这一问题，即将其模拟成牙根的解剖外形，能很好地封闭创口，同时还能支撑软组织轮廓，不需采取外科手术，应用临时义齿便能诱导牙龈形成类似天然牙的穿龈袖口形态[5]。此外，即刻种植后采取种植体支持式临时义齿进行即刻修复，相比于延期修复，降低了边缘骨丧失和唇侧正中的牙龈退缩[6]，也减小了牙槽嵴轮廓的变化[7]。因此，应用种植体支持式临时义齿对于塑形软组织、稳定龈缘位置及牙龈形态有重要意义。

（史也）

参考文献

[1] Chen ST, Wilson TG Jr, Hämmerle CH. Immediate or early placement of implants following tooth extraction: review of biologic basis, clinical procedures, and outcomes[J]. Int J Oral Maxillofac Implants, 2004, 19 Suppl:12–25.

[2] Buser D, Chappuis V, Belser UC, et al. Implant placement post extraction in esthetic single tooth sites: when immediate, when early, when late? [J]. Periodontol 2000, 2017, 73(1):84–102.

[3] Bassetti RG, Stähli A, Bassetti MA, et al. Soft tissue augmentation around osseointegrated and uncovered dental implants: a systematic review[J]. Clin Oral Investig, 2017, 21(1):53–70.

[4] Migliorati M, Amorfini L, Signori A, et al. Clinical and Aesthetic outcome with post-extractive implants with or without soft tissue augmentation: A 2-year randomized clinical trial[J]. Clin Implant Dent Relat Res, 2015, 17(5):983–995.

[5] Chu SJ, Kan JY, Lee EA, et al. Restorative emergence profile for single-tooth implants in healthy periodontal patients: Clinical guidelines and decision-making strategies[J]. Int J Periodontics Restorative Dent, 2019, 40(1):19–29.

[6] De Rouck T, Collys K, Wyn I, et al. Instant provisionalization of immediate single-tooth implants is essential to optimize esthetic treatment outcome[J]. Clin Oral Implants Res, 2009, 20(6):566–570.

[7] Tarnow DP, Chu SJ, Salama MA, et al. Flapless postextraction socket implant placement in the esthetic zone: part 1. The effect of bone grafting and/or provisional restoration on facial-palatal ridge dimensional change-a retrospective cohort study[J]. Int J Periodontics Restorative Dent, 2014, 34(3):323–331.

【病例分享4】
单颗前牙应用根片屏障术即刻种植即刻修复一例

IIP with immediate provisional restoration of anterior single implant using "Socket Shield Technique"

前言

20多年前，患者右上前牙因龋坏折断而接受了根管治疗和全冠修复，近几年牙龈退缩，边缘发黑。2天前因吃饭期间发现右上中切牙冠折，来我科就诊。经临床检查和评估，患牙无法保留，根尖周无炎症，唇侧骨壁完整。患者希望可以马上恢复牙齿美观。

初诊情况

患者基本信息

性别：女

年龄：58岁

职业：私营业主

主诉

右上前牙折断2天。

现病史

患者上前牙20多年前曾行根管治疗及桩冠修复，2天前吃饭时发现右上前牙冠折松动脱落，影响美观及社交，要求修复。

既往史

1. 系统病史

否认系统病史。

2. 牙科病史（表6.18）

3. 个人社会史

患者不吸烟，不嗜酒。

家族史

无特殊。

表6.18　牙科病史调查表

牙周病史	□ 是 √ 否	正畸治疗史	□ 是 √ 否
修复治疗史	√ 是 □ 否	口腔外科治疗史	√ 是 □ 否
牙体牙髓治疗史	√ 是 □ 否	颞下颌关节治疗史	□ 是 √ 否
磨牙症	□ 是 √ 否	口腔黏膜治疗史	□ 是 √ 否
其他	无特殊		

口腔检查（图6.60和图6.61）

1. 口外检查

1.1　颌面部检查

面部对称，比例基本协调，凸面型。

1.2　颞下颌关节区检查

双侧关节活动度较对称，无疼痛及偏斜，开口型无偏斜，肌肉无压痛，开口度约4.1mm。

2. 口内检查

2.1　牙列检查

11金属烤瓷冠连带金属桩核一起脱落，冠折，断端位于龈上1mm，表面大量黄褐色软龋。

22金属烤瓷冠，龈缘发黑。

14、16、17、26、27、36、37、47充填治疗。

46缺失，16伸长。

下前牙牙列拥挤。

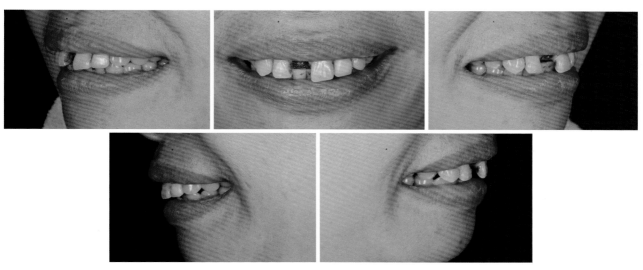

图6.60　初诊唇齿关系。

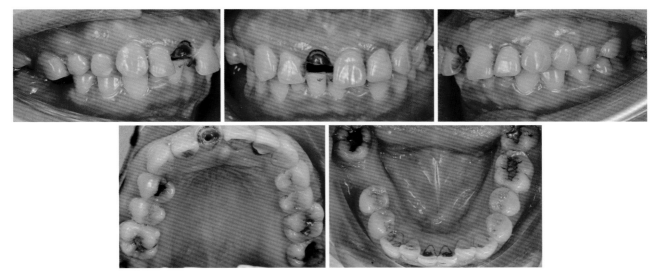

图6.61　初诊口内照。

2.2 软组织检查

舌、口底、前庭沟、唇颊、软硬腭、腺体等软组织及系带附着未见异常。

2.3 咬合检查

前牙深覆𬌗深覆盖。

牙尖交错位时咬合较稳定，双侧咬合基本对称。

2.4 口内一般情况检查

口内一般情况：菌斑（√）；牙石（×）；口臭（×）；溃疡/红肿/脓肿（×）。

影像学检查（图6.62）

CBCT示：

11、22根管充填较完善，根尖周无明显暗影。

11根折，唇侧骨板完整，厚度不足1mm，可用牙槽骨高度14～15mm，唇腭侧宽度6mm。

主要诊断

1. 11冠折。

2. 46缺失。

3. 14、16、17、26、27、36、37、47牙体缺损。

4. 牙列不齐。

治疗计划

1. 术前评估（图6.63；表6.19～表6.22）

1.1 美学自评

患者对原修复外形满意，希望改善11龈缘发黑问题，现11冠折，影响美观、发音及咀嚼。

1.2 患者的要求与期望

患者不接受缺牙期，希望尽快恢复前牙美观，颜色尽量与邻近天然牙一致。

2. 制订治疗计划

根据上述检查结果，拟订可选治疗方案如下：

方案一：拔除14、24、34、44，正畸内收前牙，改善前突，同时牵引11残根+全口正畸治疗后桩核冠修复11，种植修复46。

方案二：拔除11，即刻种植即刻修复。

方案三：拔除11，行固定桥修复。

方案四：拔除11，行活动义齿修复。

向患者交代病情及可选治疗方案，同时告知患者相应的治疗程序、可能出现的并发症、预后、费用、治疗过程中及治疗结束后所需的维护及预防等相关问题，患者知情同意，选择方案二，患者需要考虑是否种植修复46。

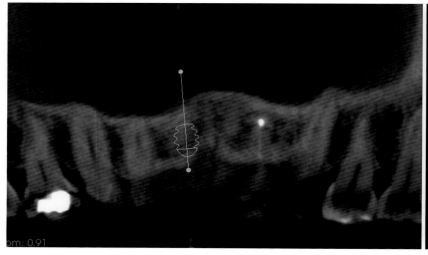
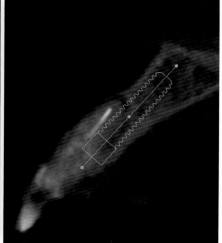

图6.62 术前CBCT。

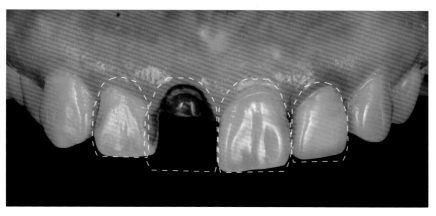

图6.63　11、12、21长宽比不协调。

图6.19　面部分析

■正面观	
水平关系	瞳孔连线vs水平线　√平行　□右倾斜　□左倾斜 口角连线vs水平线　√平行　□右倾斜　□左倾斜
垂直关系	面中线　√居中　□右偏斜　□左偏斜
面部比例	面部1/3的比例基本相等
■侧面观	
侧面型	□正常　√凸面型　□凹面型
E线	上下唇位于E线后
唇形	√厚　□中等　□薄

表6.20　唇齿分析

息止颌位时牙齿暴露		切缘曲线与下唇关系	
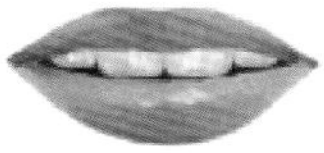	上颌2mm 下颌0mm	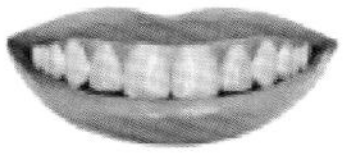	圆凸型
笑线		**微笑宽度与牙齿暴露量**	
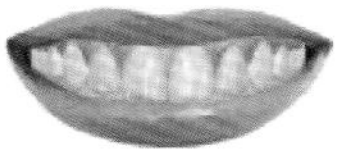	中位	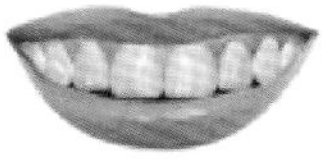	8~10颗
唇廊		**上中切牙中间线与面中线的关系**	
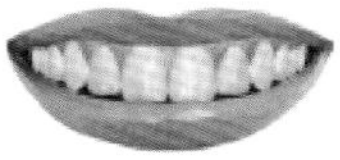	正常	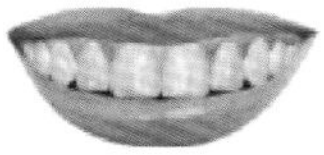	一致
𬌗平面与口角连线的关系			
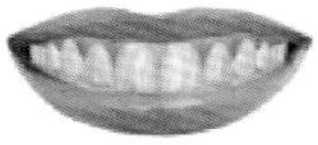	平行		

表6.21　种植治疗整体风险评估

全身状态	免疫性疾病	☐ 是　√ 否
	不可控制的糖尿病	☐ 是　√ 否
	服用类固醇类药物	☐ 是　√ 否
牙周情况	进行性牙周病	☐ 是　√ 否
	顽固性牙周病	☐ 是　√ 否
	遗传倾向	☐ 是　√ 否
口腔卫生	菌斑	√ 是　☐ 否
	牙石	☐ 是　√ 否
咬合情况	磨牙症	☐ 是　√ 否

表6.22　种植美学风险评估

风险因素	低	中	高
健康状况	健康，免疫功能正常		免疫功能低下
吸烟习惯	不吸烟	少量吸烟（＜10支/天）	大量吸烟（＞10支/天）
患者美学期望值	低	中	高
笑线	低位	中位	高位
牙龈生物型	低弧线，厚龈生物型	中弧线，中厚龈生物型	高弧线，薄龈生物型
牙冠形态	方圆形	卵圆形	尖圆形
位点感染情况	无	慢性	急性
邻牙牙槽嵴高度	到接触点<5mm	到接触点5.5～6.5mm	到接触点>7.5mm
邻牙修复状态	无修复体		有修复体
缺牙间隙的宽度	单颗牙＞7mm	单颗牙＜7mm	2颗牙或2颗牙以上
软组织解剖	软组织完整		软组织缺损
牙槽嵴解剖	无骨缺损	水平向骨缺损	垂直向骨缺损

具体治疗计划

1. 口腔卫生宣教。

2. 全口龈上洁治。

3. 拔除11，保留唇侧颈部牙片，即刻种植，即刻临时修复。

4. 3个月后行永久修复。

5. 定期随访、维护。

具体治疗步骤

1. 牙周治疗

1.1　口腔健康指导：口腔卫生宣教及指导。

1.2　龈上洁治，控制菌斑。

2. 种植治疗

2.1　种植一期手术

告知患者术中及术后注意事项及可能的并发症，患者知情同意，签署知情同意书。口内外消毒。

A：Alveolar Socket Management，拔牙窝的处理原则：

局麻下小心近远中向分割牙根，避免损伤近远中牙槽骨，拔除腭侧牙片，垂直向将唇侧牙片磨除到与唇侧骨板平齐，小心保护唇侧牙片，避免松动脱落是重点，搔刮拔牙窝，大量生理盐水冲洗碎屑（图6.64）。先锋钻定位，标志杆指示植入方向及深度无误后，逐级备洞，植入NobelActive® Φ3.5mm×15mm种植体1颗，利用种植体携带体刻度确认植入龈下4mm（图6.65）。

B：Bony Housing Management，骨弓轮廓的处理原则：

因该骨弓轮廓为完整拔牙窝，连接种植体水平印模转移杆，同期在种植体与颊侧牙片之间的拔牙窝间隙内植入小颗粒低替代率的Bio-Oss®骨粉，轻度压实（图6.65）。

C：Consideration of Soft Tissue Aug-mentation，软组织增量的考量原则：

因该患者唇侧骨板完整，因此采用一期手术不翻瓣的操作，保持软组织完整。因患者为薄龈生物型，远期牙片存在暴露的风险，为将暴露风险降至最低，于腭部取游离龈，去上皮后移植覆盖唇侧牙片的龈端（图6.66）。

2.2　制作种植体支持式临时修复体

D：Design & Delivery of the Prosthesis，修复体的设计和戴牙原则：

美学区的种植修复，临时义齿对唇侧及近远中龈乳头轮廓的维持至关重要。直接口内取模，取下印模转移杆后，用愈合基台压迫明胶海绵的方式封闭创口，模型送技工室，采用临时基台制作临时螺丝固位修复体。35Ncm拧紧临时修复体，螺丝通道内放置棉条，暂封牙胶封口，仔细调磨正中殆和前伸殆，避免咬合接触（图6.67）。

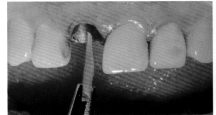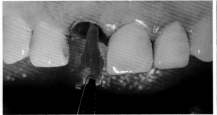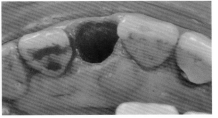

图6.64　种植一期手术：拔除患牙。

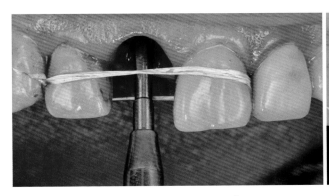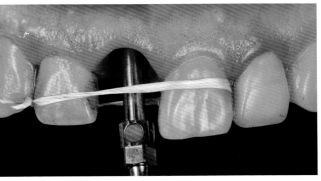

图6.65　植入NobelActive® Φ3.5mm×15mm种植体1颗，拔牙窝内植入Bio-Oss®骨粉。

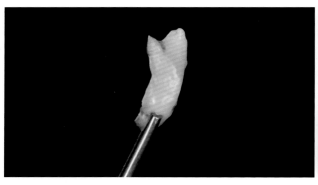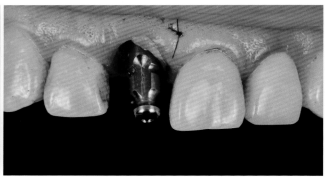

图6.66 去上皮游离龈覆盖牙片。

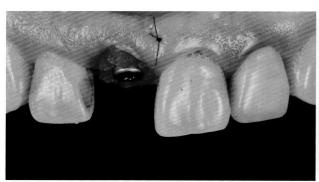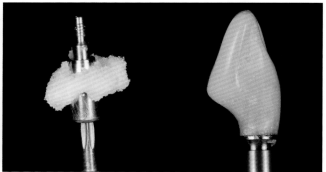

图6.67 临时修复体制作。

2.3 术后影像学检查

术后CBCT示种植体方向良好，颊侧骨板厚度约1.5mm（图6.68）。

2.4 定期检查，评估种植体及牙龈情况

一期术后1周拆除缝线，定期复诊，监测牙龈恢复情况（图6.69）。

2.5 制取终印模，制作最终修复体

D：Design & Delivery of the Prosthesis, 修复体的设计和戴牙原则：

种植体周围软组织基本趋于稳定后拟行永久修复，比色，拍摄比色照（一张顺光照，一张偏振光照）（图6.70）。取下临时修复体，安装转移杆，X线片确认转移杆完全就位，上颌制取硅橡胶印模。下颌藻酸盐印模（图6.71），制作最终修复体（NobelProcera® ASC，角度螺丝个性化一体氧化锆全瓷冠，螺丝固位）（图6.72）。

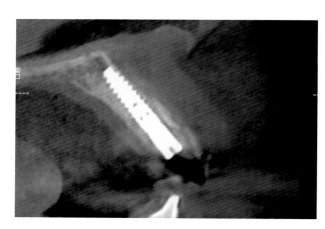

图6.68 术后CBCT。

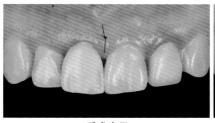
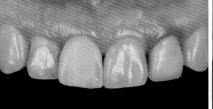
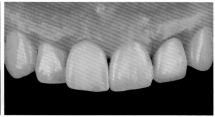

手术当天　　　　　　　　　　术后1周拆线　　　　　　　　　　术后3个月

图6.69　术前及术后即刻修复后随访：牙龈愈合良好，唇侧组织丰满度维持稳定。

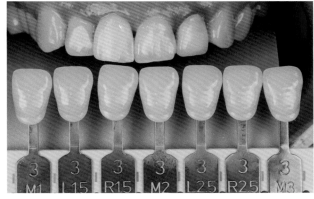
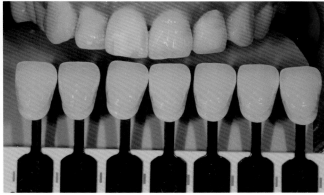

图6.70　比色。

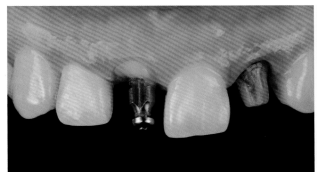
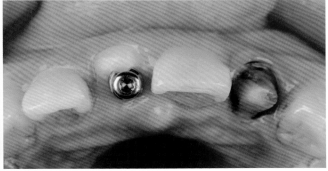

图6.71　印模制取。

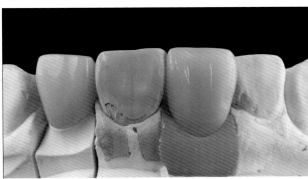
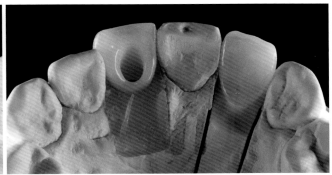

图6.72　NobelProcera® ASC氧化锆全瓷冠，增加11长宽比。

2.6 修复体试戴及粘接

D：Design & Delivery of the Prosthesis，修复体的设计和戴牙原则：

为保证前牙美学逼真效果并实现螺丝固位方便日后维护，最终选择钛基底ASC全瓷冠。手动拧紧，检查和调整邻接，患者对色泽形态满意后

以35N的力固位，螺丝孔放置聚四氟乙烯，树脂封口，抛光。1个月后复诊行11冠延长（图6.73和图6.74）。

3. **随访及维护**

告知患者戴牙后注意事项，再次进行口腔卫生宣教，嘱定期复诊（图6.75和图6.76）。

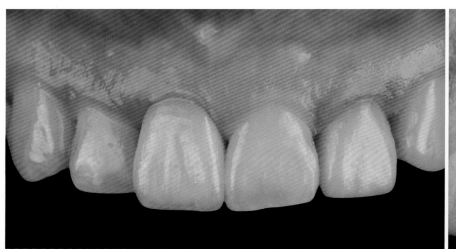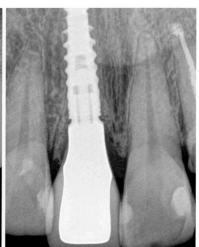

图6.73 戴牙。

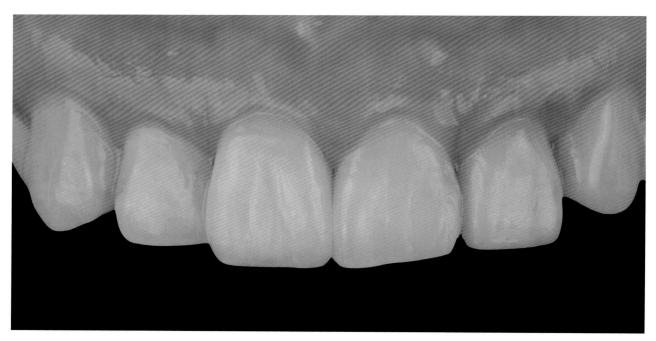

图6.74 戴牙后3个月。

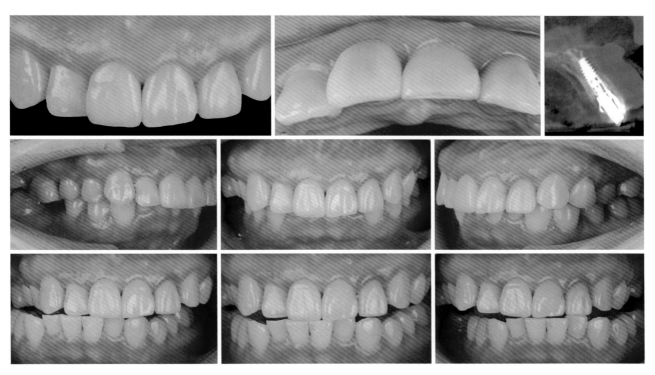

图6.75 术后2年随访显示骨及牙龈软组织情况良好，唇侧丰满度良好。

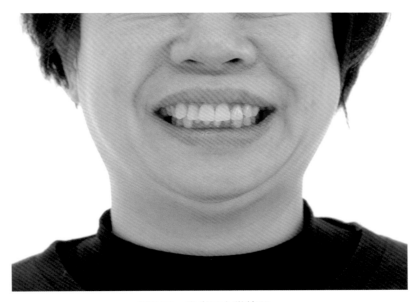

图6.76 患者开心微笑照。

讨论

根片屏障术即刻种植的优点

拔牙后，牙槽窝的颊侧牙槽骨会出现明显吸收，以冠方1/3最为明显，常导致牙槽嵴唇侧出现塌陷，影响美学效果[1]。保持牙槽嵴原有轮廓外形是重要的临床问题和美学问题，以此为出发点发明了种植牙的根片屏障术[2]。

牙齿拔除后，依赖于牙根和牙周韧带存在的束状骨会逐渐吸收，以颊侧骨板垂直向吸收为先，同时其外侧也会出现骨质吸收[3]。吸收程度与骨板厚度有明显关系，颊侧骨壁越薄，其吸收越多[4]。保留唇侧牙片后，同时保留了牙周膜及其血供，避免了拔牙后唇侧骨板的吸收[2]。

根片屏障术即刻种植的适应证

在2017年Bäumer等提出了根片屏障术的要求[5]：

（1）唇侧牙片厚度2~3mm。

（2）牙片修整到唇侧牙槽嵴上方1mm。

（3）唇侧牙片出现松动、脱落、折裂，需要拔除。

（4）唇侧骨板菲薄、颊侧开窗，仍可以进行。

（5）釉质基质蛋白处理牙片，促牙骨质形成，避免远期吸收。

（6）尽可能减小施加在牙片上的压力。

（7）可以不用脱矿牛骨、可吸收膜和软组织移植。

不能忽视根片屏障术在远期的跟踪随访中出现超过10%的牙片暴露发生率[6]。因此本病例报告作者为了减少远期牙片暴露的风险，将牙片修整到与唇侧牙槽骨平齐，同时采用软组织移植覆盖根片屏障牙片。

（刘臣汉）

参考文献

[1] Chappuis V, Araújo MG, Buser D. Clinical relevance of dimensional bone and soft tissue alterations post-extraction in esthetic sites[J]. Periodontology 2000, 2017, 73(1): 73–83.

[2] Hürzeler MB, Zuhr O, Schupbach P, et al. The socket-shield technique: a proof-of-principle report[J]. J Clin Periodontol, 2010, 37(9):855–862.

[3] Barone A, Ricci M, Romanos GE, et al. Buccal bone deficiency in fresh extraction sockets: a prospective single cohort study[J]. Clin Oral Implants Res, 2015, 26(7): 823–830.

[4] MacBeth N, Trullenque-Eriksson A, Donos N, et al. Hard and soft tissue changes following alveolar ridge preservation: a systematic review[J]. Clin Oral Implants Res, 2017, 28(8): 982–1004.

[5] Bäumer D, Zuhr O, Rebele S, et al. Socket Shield Technique for immediate implant placement – clinical, radiographic and volumetric data after 5 years[J]. Clin Oral Implants Res, 2017, 28(11):1450–1458.

[6] Gluckman H, Salama M, Du Toit J. A retrospective evaluation of 128 socket-shield cases in the esthetic zone and posterior sites: Partial extraction therapy with up to 4 years follow-up[J]. Clin Implant Dent Relat Res, 2018, 20(2):122–129.

第7章

早期种植
Early implant placement
(EIP)

【病例分享1】
软组织愈合的早期种植：单颗前牙种植结合骨粉植骨病例一例

EIP with complete soft tissue healing: anterior single implant placement with GBR using particulate bone graft

前言

本病例为上颌美学区单颗前牙种植修复病例。患者上前牙因根管治疗失败，经临床评估无法保留，于1个月前拔除。来我院要求种植修复，患者美学期望值中等。

初诊情况

患者基本信息

性别：男
年龄：26岁
职业：工程师

主诉

上前牙缺失1个月余。

现病史

患者1个月前拔除上前牙，因影响美观和功能，今来我院求诊。

既往史

1. 系统病史
否认系统病史。
2. 牙科病史（表7.1）
3. 个人社会史
患者不吸烟，不嗜酒。

家族史

无特殊。

表7.1 牙科病史调查表

牙周病史	□是 √否	正畸治疗史	□是 √否
修复治疗史	□是 √否	口腔外科治疗史	□是 √否
牙体牙髓治疗史	□是 √否	颞下颌关节治疗史	□是 √否
磨牙症	□是 √否	口腔黏膜治疗史	□是 √否
其他	无特殊		

口腔检查

1. 口内检查（图7.1）

1.1　牙列检查

21缺失，唇侧骨板凹陷，牙体形态为方圆形，薄龈生物型。牙列拥挤，深覆𬌗。

1.2　口内一般情况检查

口内一般情况：菌斑（√）；结石（√）；口臭（×）；溃疡/红肿/脓肿（×）。

影像学检查（图7.2）

CBCT示：

21唇侧骨板断裂，拔牙窝空虚，见一圆形暗影。唇侧牙槽骨上部凹陷，唇舌向厚度约为6mm，近远中向宽度约为7mm。

主要诊断

牙列缺损。

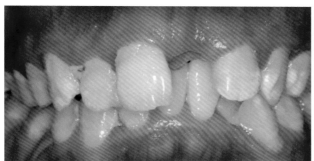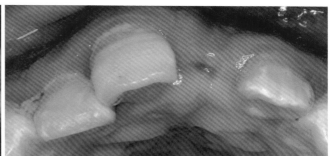

图7.1　术前照。

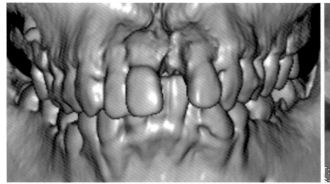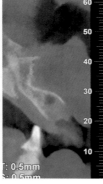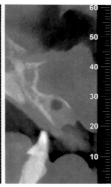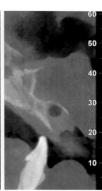

图7.2　术前CBCT。

治疗计划

1. 术前评估（表7.2和表7.3）

1.1 美学自评

患者现21缺失，影响美观及发音，希望尽快恢复。

1.2 患者的要求与期望

患者接受短暂缺牙期，希望尽快恢复前牙美观，并希望修复后能获得长期稳定的疗效。

2. 制订治疗计划

根据上述检查结果，拟订可选治疗方案如下：

方案一：21早期种植+GBR+延期修复。

方案二：21可摘局部义齿修复。

方案三：正畸治疗+21早期种植+GBR+延期修复。

向患者交代病情及可选治疗方案，同时告知患者相应的治疗程序、可能出现的并发症、预后、费用、治疗过程中及治疗结束后所需的维护及预防等相关问题，患者知情同意，选择方案一。

表7.2 种植治疗整体风险评估

全身状态	免疫性疾病	□是 √否
	不可控制的糖尿病	□是 √否
	服用类固醇类药物	□是 √否
牙周情况	进行性牙周病	□是 √否
	顽固性牙周病	□是 √否
	遗传倾向	□是 √否
口腔卫生	菌斑	√是 □否
	牙石	√是 □否
咬合情况	磨牙症	□是 √否

表7.3 外科SAC分类评估

因素		评估	备注
全身因素	全身禁忌证	无	
	吸烟	无	
	发育因素	无	
位点因素	骨量	不充足	
	解剖风险	高	
	美学风险	高	
	复杂程度	高	早期种植，辅助性骨增量
	并发症风险	高	骨增量后伤口裂开
	负荷方案	延期修复	
	SAC分类	中度复杂	

具体治疗计划

1. 口腔卫生宣教。

2. 全口龈上龈下洁治。

3. 21早期种植，延期修复。

4. 软硬组织基本稳定后21行永久修复。

5. 定期随访、维护。

具体治疗步骤

1. 牙周治疗

1.1 口腔健康指导：口腔卫生宣教及指导。

1.2 牙周基础治疗：全口牙周洁治，控制菌斑。

2. 牙体治疗

在种植前发现患者11唇侧出现瘘管，随即对11进行拔髓等处理并于后续完成根管治疗。

3. 种植治疗

3.1 种植一期手术

告知患者术中及术后注意事项及可能的并发症，患者知情同意，签署知情同意书。口内外消毒。

A：Alveolar Socket Management，拔牙窝的处理原则：

局麻下行21牙槽嵴顶半厚瓣，向腭侧潜行分离后翻全厚瓣，探查唇侧骨壁及整个牙槽窝，骨壁不完整，彻底搔刮牙槽窝。先锋钻定位，标志杆指示植入方向及深度无误后，逐级备洞，植入NobelActive® Φ3.5mm×11.5mm种植体1颗，安装覆盖螺丝（图7.3）。

B：Bony Housing Management，骨弓轮廓的处理原则：

该患者唇侧骨弓轮廓不完整，唇侧骨板塌陷，但为有利型骨缺损，对植入的骨粉有一定自限作用，保持骨移植材料的稳定性。在种植体唇侧和拔牙窝间隙内植入小颗粒低替代率的Bio-Oss®骨粉，轻度压实。考虑到骨粉在愈合过程中的萎缩，植骨时应恢复轮廓并略过量植骨，覆盖Bio-Gide®可吸收胶原膜，减张后严密缝合（图7.4）。

C：Consideration of Soft Tissue Augmentation，软组织增量的考量原则：

因该患者唇侧轮廓塌陷，一期GBR术后将腭侧潜行分离的全厚瓣折至唇侧，增加唇侧丰满度。6个月后偏腭侧切口行二期手术，取出封闭螺丝，更换为愈合基台，缝合，封闭创口。可见唇侧软组织丰满度良好（图7.5~图7.7）。

3.2 制作种植体支持式临时修复体

D：Design & Delivery of the Prosthesis，修复体的设计和戴牙原则：

美学区的种植修复，临时义齿恢复美观至关重要。因此，首先应考虑临时义齿的设计和戴入。术后21取模制作种植临时修复体恢复穿龈轮廓，用15N的力螺丝固位21种植临时修复体；11行根管治疗后牙体预备，制作临时冠，涂布临时粘接剂粘接固位11临时冠，调𬌗使11、21无咬合接触（图7.8）。

3.3 制取终印模，制作最终修复体

D：Design & Delivery of the Prosthesis，修复体的设计和戴牙原则：

21种植体周围软组织基本趋于稳定后拟行永久修复，制取11、21聚醚硅橡胶印模。制取对颌藻酸盐印模，比色，拍摄比色照。制作最终修复体（11为氧化锆全瓷冠，21为钛基底氧化锆个性化基台、铸瓷冠，粘接固位）。

3.4 修复体试戴及粘接

D：Design & Delivery of the Prosthesis，修复体的设计和戴牙原则：

将21基台以35N的力固位，试戴11、21全冠，调整邻接及咬合，患者满意最终美观效果，抛光，消毒，去除多余粘接剂，粘接固位全瓷冠，保证修复体稳定预后。

4. 随访及维护

告知患者戴牙后注意事项，再次进行口腔卫生宣教，嘱定期复诊（图7.9和图7.10）。

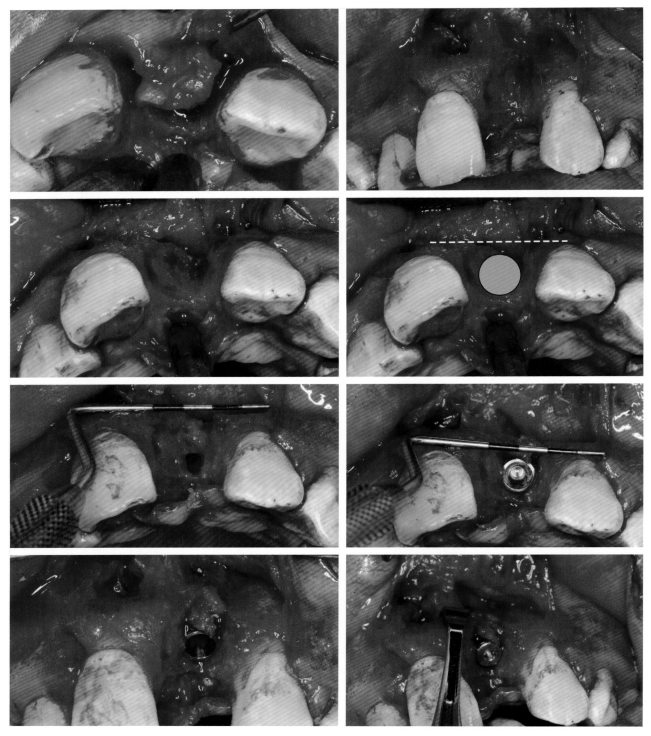

图7.3　种植一期手术：切开翻瓣&常规备洞，植入NobelActive® Φ3.5mm×11.5mm种植体1颗。

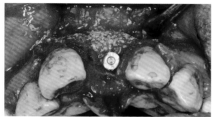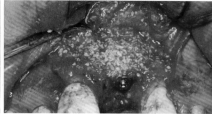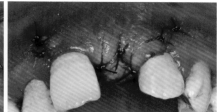

图7.4 唇侧骨板及牙槽窝内植入Bio-Oss®骨粉。

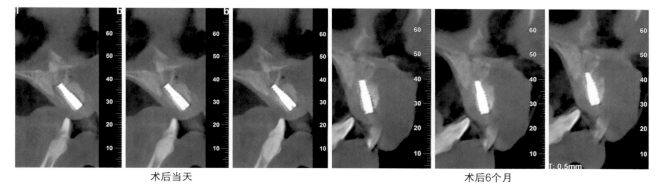

术后当天　　　　　　　　　　　　　　　术后6个月

图7.5 术后种植体CT随访：骨结合良好。

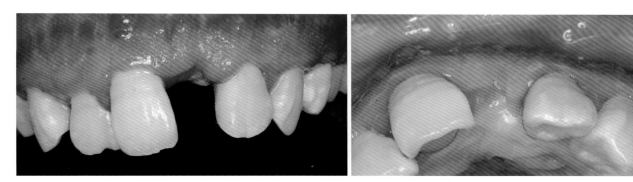

图7.6 21一期术后6个月随访。

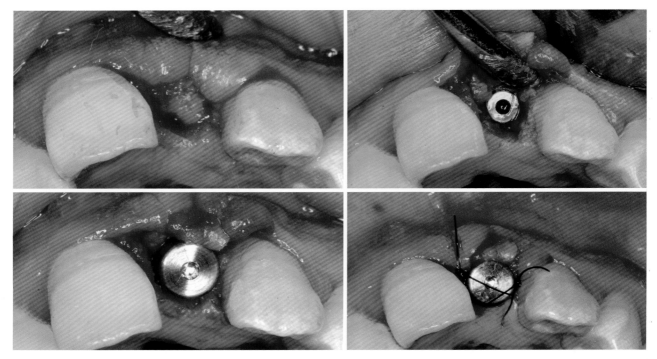

图7.7 二期手术进一步增厚软组织，恢复骨弓轮廓。

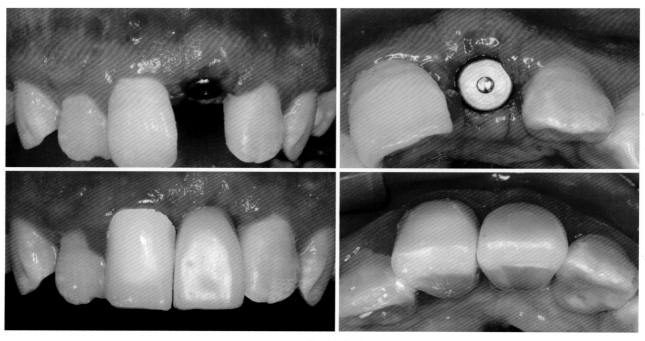

图7.8 临时修复体。

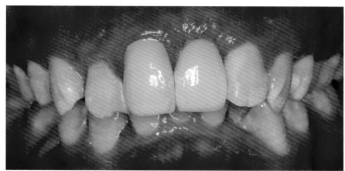
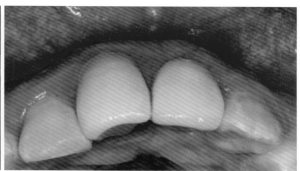

图7.9 戴牙2年后复查可见美学效果稳定。

讨论

有利型骨缺损

区分骨缺损的类型有利于手术决策和预后评估，那么，有利型骨缺损应该如何界定？根据修复性骨再生的能力，骨缺损表型分为有利型骨缺损和不利型骨缺损，其中有利型骨缺损的临床条件包括：

（1）存在多个骨壁，能够包含并稳定凝血块和骨移植材料。

（2）存在与骨移植材料充分接触的骨表面，为新骨生成提供丰富的骨源性细胞和血管源性细胞。

（3）骨壁健康，有充分血供[1]。

本病例虽然存在唇侧骨板塌陷、种植体周围骨裂开，但仍保留有较完整的腭侧和邻面的骨壁，所形成的缺损腔隙能容纳骨移植材料，提供稳定的成骨空间，属于有利型骨缺损。对种植体表面骨裂开的部位进行引导骨再生手术，被证明同样能获得良好的骨结合效果[2]。

软组织愈合的早期种植

软组织愈合的早期种植是指拔牙后经过4~8周的愈合再行种植一期手术，此时软组织基本愈合，在未来的种植位点获得了更多角化龈。当唇侧骨壁较薄或有骨壁缺损时，软组织还会发生代偿性增厚。这种自然的软组织增厚和角化龈增宽的过程，为后续治疗带来很多优势。早期种植体

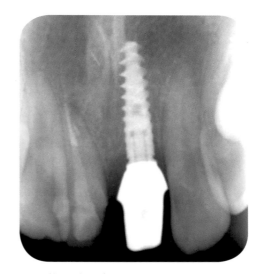

图7.10 戴牙2年后复查可见种植体周骨水平稳定。

植入与同期骨弓轮廓恢复时，如本病例所示做一个偏腭侧的切口，既可非常方便地进行软组织瓣处理和创口关闭，还可能减少结缔组织移植的需求[3]。软组织愈合的早期种植相比于即刻种植，能简化手术操作、降低风险，适用于多数临床情况。

（撒悦）

参考文献

[1] 宿玉成. 口腔种植学[M]. 2版. 北京: 人民卫生出版社, 2014.

[2] Benic GI, Hämmerle CH. Horizontal bone augmentation by means of guided bone regeneration[J]. Periodontol 2000, 2014, 66(1):13–40.

[3] Buser D, Chappuis V, Belser UC, et al. Implant placement post extraction in esthetic single tooth sites: when immediate, when early, when late? [J]. Periodontol 2000, 2017, 73(1):84–102.

【病例分享2】
部分骨愈合的早期种植：单颗前牙种植结合黏性骨植骨病例一例

EIP with partial bone healing: anterior single implant placement with GBR using sticky bone graft

前言

拔牙后种植时机分为即刻种植、早期种植、部分骨愈合的早期种植以及延期种植，每一种种植时机均有不同的优点，软组织愈合的早期种植的概念是在20世纪90年代后期发展起来的。在植入种植体之前，拔牙后需要4~8周的愈合期。在此期间，发生了一些有利于临床医生和患者的生物学事件，简化了外科手术，并降低了术后并发症的风险。

初诊情况

患者基本信息

性别：男
年龄：31岁
职业：设计师

主诉

左侧上颌门牙缺失1个月，要求种植修复。

现病史

患者1个月前因外伤在外院进行拔除，为恢复美观，来诊。

既往史

1. 系统病史
否认系统病史。

2. 牙科病史（表7.4）

3. 个人社会史
患者不吸烟，不嗜酒。

家族史

无特殊。

表7.4 牙科病史调查表

牙周病史	□ 是 √ 否	正畸治疗史	□ 是 √ 否
修复治疗史	√ 是 □ 否	口腔外科治疗史	√ 是 □ 否
牙体牙髓治疗史	√ 是 □ 否	颞下颌关节治疗史	□ 是 √ 否
磨牙症	□ 是 √ 否	口腔黏膜治疗史	□ 是 √ 否
其他	无特殊		

口腔检查

口腔卫生良，牙列不齐，21拔牙窝愈合良好，牙龈无炎症，轮廓中度塌陷。11、21龈缘曲线不协调，21龈缘水平比11高约1mm；牙龈生物型为薄龈型。咬合关系正常，开口度佳（图7.11）。

影像学检查（图7.12）

CBCT示：

21唇侧骨板缺如，腭侧骨板存，骨密度Ⅱ～Ⅲ级，可用骨高度约14mm。

从CBCT的横断面上可以判断为有利型骨缺损。

主要诊断

1. 牙列缺损。
2. 牙列不齐。

治疗计划

1. 术前评估（表7.5～表7.8）

1.1 美学自评

患者对现有缺牙情况不满意，严重影响美观及发音。

1.2 患者的要求与期望

患者可以接受缺牙期，但希望尽快恢复前牙美观，尽量使用临时修复体过渡，并希望修复后能获得长期稳定的疗效。

2. 制订治疗计划

根据上述检查结果，拟订可选治疗方案如下：

方案一：进行正畸治疗，同时进行水平向骨增量，排齐牙列后21再行种植。

方案二：不进行正畸治疗，21进行早期种植（行轮廓扩增）；二期手术视情况进行软组织增量手术。

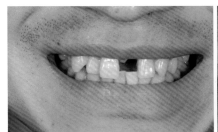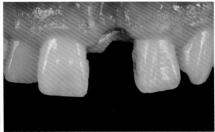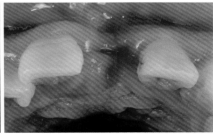

图7.11 术前照。

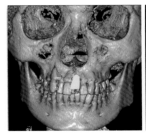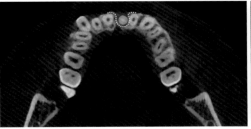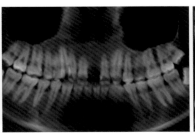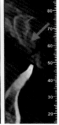

图7.12 术前CBCT。

表7.5 面部分析

■正面观	
水平关系	瞳孔连线vs水平线　√平行　□右倾斜　□左倾斜 口角连线vs水平线　√平行　□右倾斜　□左倾斜
垂直关系	面中线　√居中　□　右偏斜　□　左偏斜
面部比例	面部1/3的比例基本相等
■侧面观	
侧面型	√正常　□凸面型　□凹面型
E线	上下唇位于E线后
唇形	□厚　√中等　□薄

表7.6 唇齿分析

息止颌位时牙齿暴露		切缘曲线与下唇关系	
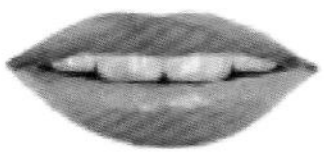	上颌2mm 下颌0mm	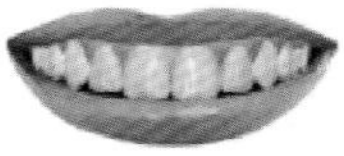	圆凸型
笑线		微笑宽度与牙齿暴露量	
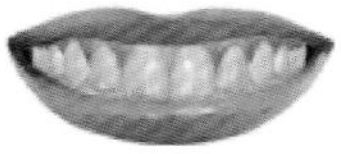	低位	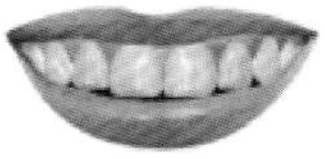	8~10颗
唇廊		上中切牙中间线与面中线的关系	
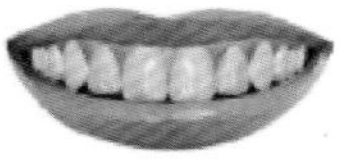	正常	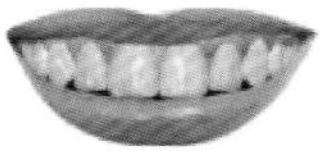	偏右1.5mm
𬌗平面与口角连线的关系			
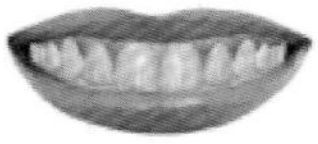	平行		

表7.7　种植治疗整体风险评估

全身状态	免疫性疾病	□是　√否
	不可控制的糖尿病	□是　√否
	服用类固醇类药物	□是　√否
牙周情况	进行性牙周病	□是　√否
	顽固性牙周病	□是　√否
	遗传倾向	□是　√否
口腔卫生	菌斑	√是　□否
	牙石	□是　√否
咬合情况	磨牙症	□是　√否

表7.8　种植美学风险评估

风险因素	低	中	高
健康状况	健康，免疫功能正常		免疫功能低下
吸烟习惯	不吸烟	少量吸烟（＜10支/天）	大量吸烟（＞10支/天）
患者美学期望值	低	中	高
笑线	低位	中位	高位
牙龈生物型	低弧线，厚龈生物型	中弧线，中厚龈生物型	高弧线，薄龈生物型
牙冠形态	方圆形	卵圆形	尖圆形
位点感染情况	无	慢性	急性
邻牙牙槽嵴高度	到接触点＜5mm	到接触点5.5～6.5mm	到接触点＞7mm
邻牙修复状态	无修复体		有修复体
缺牙间隙的宽度	单颗牙＞7mm	单颗牙＜7mm	2颗牙或2颗牙以上
软组织解剖	软组织完整		软组织缺损
牙槽嵴解剖	无骨缺损	水平向骨缺损	垂直向骨缺损

向患者交代病情及可选治疗方案，同时告知患者相应的治疗程序、可能出现的并发症、预后、费用、治疗过程中及治疗结束后所需的维护及预防等相关问题，患者知情同意，选择方案二。

具体治疗计划

1. 口腔卫生宣教。

2. 全口龈上龈下洁治。

3. 21早期种植，延期修复。

4. 软硬组织基本稳定后21行永久修复。

5. 定期随访、维护。

具体治疗步骤

1. 牙周治疗

1.1　口腔健康指导：口腔卫生宣教及指导。

1.2　牙周基础治疗：全口牙周洁治，控制菌斑。

2. 种植治疗

2.1 种植一期手术

告知患者术中及术后注意事项及可能的并发症，患者知情同意，签署知情同意书。口内外消毒。

A：Alveolar Socket Management，拔牙窝的处理原则：

患者术前氯己定含漱3分钟，共3次，常规消毒铺巾，局麻下进行"梯形"瓣设计，翻瓣后仔细搔刮拔牙窝，清理残余肉芽组织，在拔牙窝腭侧壁打滋养孔。种植体按照理想三维位置植入，

深度控制在未来理想龈缘下方4mm，安放高度为4.5mm的愈合基台（图7.13）。

B：Bony Housing Management，骨弓轮廓的处理原则：

该患者属于有利型骨缺损，对患者采用轮廓扩增手术：种植体唇侧颈部有1~2mm的暴露，使用骨刮刀在邻近骨面刮取自体骨屑，并将其覆盖在种植体表面，同时用Bio-Oss®骨粉和患者离心后的静脉血制作黏性骨（Sticky Bone）覆盖在外侧，塑形，最外侧放置Bio-Gide®可吸收胶原膜，减张缝合（图7.14~图7.16）。

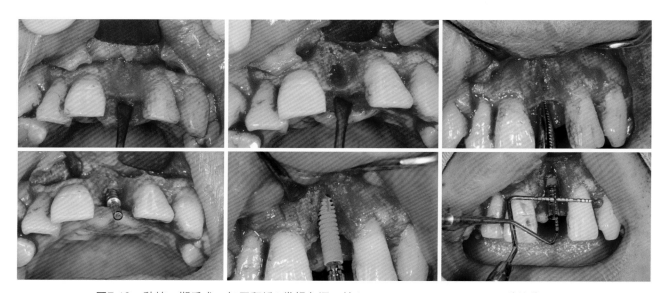

图7.13 种植一期手术：切开翻瓣&常规备洞，植入Ankylos Φ3.5mm×13mm种植体1颗。

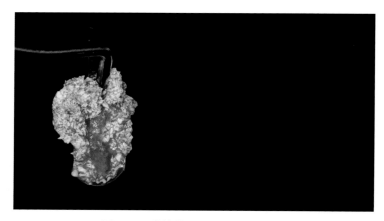

图7.14 黏性骨（Sticky Bone）。

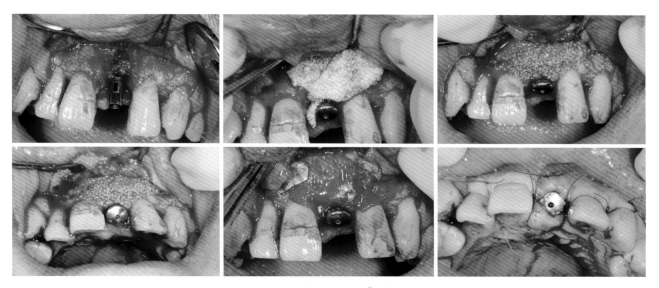

图7.15　植入Bio-Oss®骨粉。

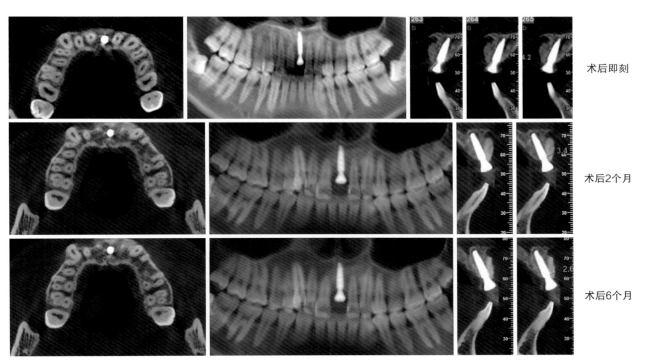

图7.16　术后CT随访。

2.2 种植二期手术

C：Consideration of Soft Tissue Augmentation，软组织增量的考量原则：

种植4个月后，牙龈组织健康，牙龈轮廓和对侧天然牙保持协调。但是牙龈曲线不协调，21牙龈龈缘较11高约1mm，因此通过软组织处理来改善这一问题。在26的腭侧获取约7mm×10mm的CTG，充分潜行松解21颊侧预备受区，并将其固定在颊侧，悬吊缝合在21临时冠上。可见软组织增量术后，21轮廓有明显改善（图7.17和图7.18）。

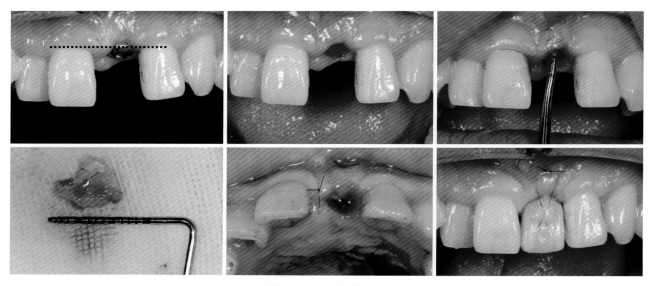

图7.17 软组织增量。

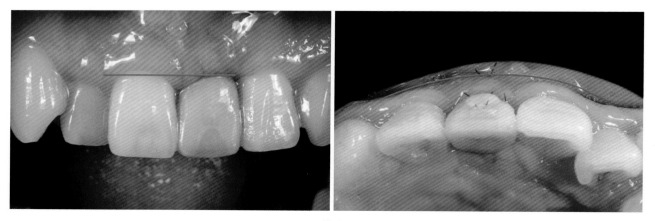

图7.18 二期术后2周。

2.3 最终修复

D：Design & Delivery of the Prosthesis，修复体的设计和戴牙原则：

个性化印模：在临时修复体进行美观恢复和塑形后，口外采用GC自凝塑料复制种植体支持式临时修复体穿龈部分形态，制作个性化取模柱，通过个性化的印模技术准确地转移种植体位置关系以及口内牙龈的穿龈形态到工作模型上（图7.19）。

口外预粘接：本病例中采用的是粘接固位。为避免粘接剂的残留，使用3D打印技术打印最终基台形态的复制品，同时在口外预粘接，将多余的粘接剂排出，从而最终粘接，咬合调整，抛光（图7.20）。

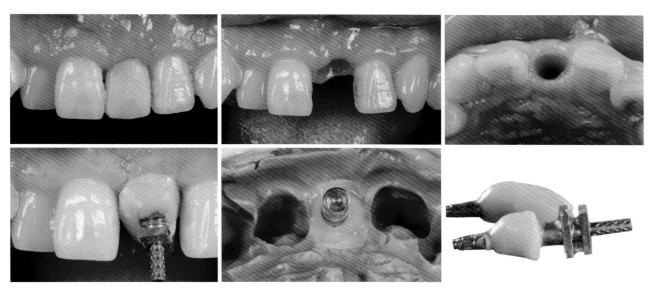

图7.19 个性化取模。

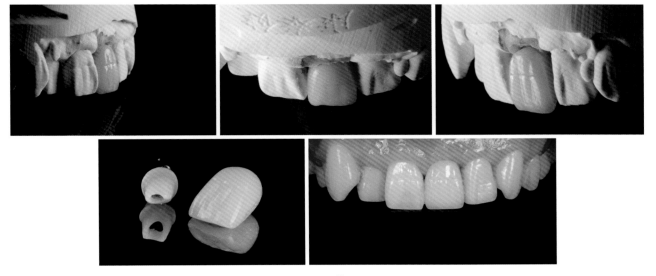

图7.20 戴牙。

3. 随访及维护

患者最终戴牙后12个月复查，菌斑控制良好，探诊无深牙周袋及出血，唇侧丰满度可，种植牙周软组织与邻牙健康，种植牙冠近远中龈乳头充盈，唇侧龈缘高度稳定并与邻牙协调一致，美学效果良好。CBCT显示种植体骨结合良好，骨水平维持在稳定的状态，无明显吸收（图7.21和图7.22）。

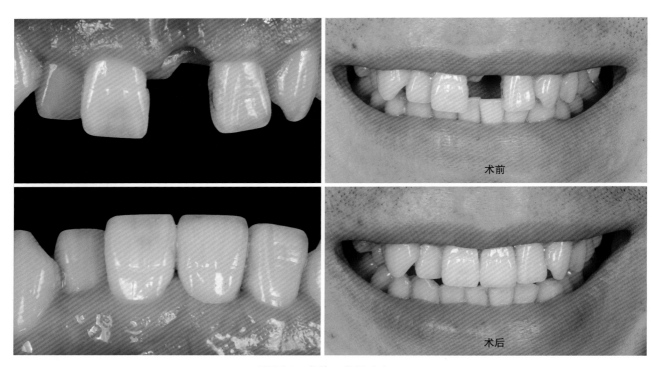

图7.21 术前、术后对比。

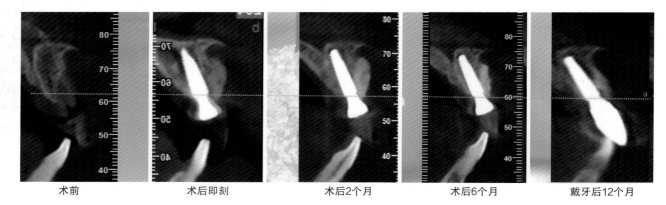

图7.22 术前、术后CBCT对比。

讨论

早期种植有如下特点：

（1）在未来的植入部位，软组织将自发愈合，提供3～5mm的额外角质化黏膜。

（2）束状骨将被吸收，这主要在初始伤口愈合阶段影响拔牙窝的面中部。

（3）在面部骨壁表型较薄的部位或面部骨壁受损的部位，将发生自发性软组织增厚[1]。

和即刻种植相比，早期种植简化了外科手术并降低了术后并发症的风险。

在该病例中，我们同时制取黏性骨（Sticky Bone）：通过使用Greiner的无添加真空采血管抽取静脉血离心12分钟后，使用注射器抽取最上方黄色液体，将其与Bio-Oss®骨粉充分混合，静置5～10分钟后即可制取。植骨采用三明治植骨法：最里面一层放置自体骨；中间一层为黏性骨，它含有大量的纤维网络结构，可以塑造成想要的形状并在短期内具有一定的空间维持能力[2]；最外一层覆盖可吸收生物膜。这种技术的优点在于，最内层的自体骨具有骨诱导性，诱导成骨细胞往种植体表面迁移，从而转化成骨细胞，加速形成骨结合，同时中间层低替代的骨移植材料能维持良好的轮廓，尤其是在前牙美学区

具有重要的意义，最外层的可吸收生物膜起屏障作用，将上皮样细胞隔离开来，从而为内层的骨改建提供空间[3]。

本病例的骨缺损为U型骨缺损，骨弓轮廓相对比较理想，因此选择进行早期种植而非分阶段种植，这样可以减少手术的干预次数。二期手术时可以通过软组织移植进一步改善龈缘曲线不协调的问题。综上所述，在严格选择适应证、精细临床操作、口腔卫生良好的情况下，上颌单颗前牙骨缺损可以获得较满意的种植修复效果，其长期临床治疗效果有待进一步观察。

（李军）

参考文献

[1] Buser D, Chappuis V, Belser UC, et al. Implant placement post extraction in esthetic single tooth sites: when immediate, when early, when late? [J]. Periodontol 2000, 2017, 73(1):84–102.
[2] Sohn DS, Huang B, Kim J, et al. Utilization of autologous concentrated growth factors (CGF) enriched bone graft matrix (Sticky bone) and CGF-enriched fibrin membrane in implant dentistry[J]. J Implant Adv Clin Dent, 2015, 7:11–29.
[3] Jensen SS, Bosshardt DD, Gruber R, et al. Long-term stability of cont,our augmentation in the esthetic zone: histologic and histomorphometric evaluation of 12 human biopsies 14 to 80 months after augmentation[J]. J Periodontol, 2014, 85(11):1549–1556.

【病例分享3】
部分骨愈合的早期种植：单颗前牙种植结合骨粉植骨病例一例

EIP with partial bone healing: anterior single implant placement with GBR using particulate bone graft

前言

本病例为上颌美学区单颗前牙种植修复病例。患者上前牙因外伤，经临床评估无法保留，于3个月前拔除。来我院要求种植修复，患者美学期望值高。

初诊情况

患者基本信息

性别：女
年龄：28岁
职业：设计师

主诉

上前牙因外伤拔除3个月余。

现病史

患者3个月前因外伤拔除上前牙，因影响美观和功能，今来我院求诊。

既往史

1. 系统病史
否认系统病史。
2. 牙科病史（表7.9）
3. 个人社会史
患者不吸烟，不嗜酒。

家族史

无特殊。

表7.9 牙科病史调查表

牙周病史	□是 √否	正畸治疗史	□是 √否
修复治疗史	□是 √否	口腔外科治疗史	□是 √否
牙体牙髓治疗史	□是 √否	颞下颌关节治疗史	□是 √否
磨牙症	□是 √否	口腔黏膜治疗史	□是 √否
其他	无特殊		

口腔检查

1. 口内检查（图7.23）

1.1 牙列检查

21缺失，唇侧骨板明显凹陷，牙体形态为尖圆形，薄龈生物型。

1.2 口内一般情况检查

口内一般情况：菌斑（√）；牙石（√）；口臭（×）；溃疡/红肿/脓肿（×）。

影像学检查（图7.24）

CBCT示：

21缺失，21唇颊侧骨板吸收明显。

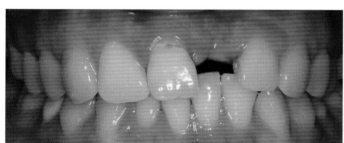
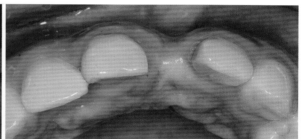

图7.23 术前照。

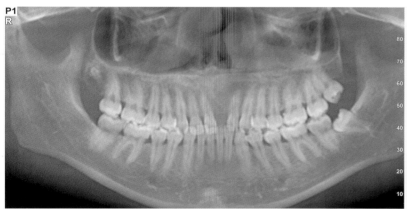
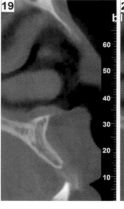
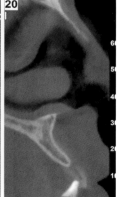

图7.24 术前CBCT。

主要诊断

牙列缺损。

治疗计划

1. 术前评估（表7.10和表7.11）

1.1　美学自评

患者现21缺失，影响美观及发音，希望尽快恢复。

1.2　患者的要求与期望

患者接受短暂缺牙期，希望尽快恢复前牙美观，并希望修复后能获得长期稳定的疗效。

2. 制订治疗计划

根据上述检查结果，拟订可选治疗方案如下：

方案一：21早期种植+GBR+延期修复。

方案二：21可摘局部义齿修复。

向患者交代病情及可选治疗方案，同时告知患者相应的治疗程序、可能出现的并发症、预后、费用、治疗过程中及治疗结束后所需的维护及预防等相关问题，患者知情同意，选择方案一。

表7.10　种植治疗整体风险评估

全身状态	免疫性疾病	□ 是　√ 否
	不可控制的糖尿病	□ 是　√ 否
	服用类固醇类药物	□ 是　√ 否
牙周情况	进行性牙周病	□ 是　√ 否
	顽固性牙周病	□ 是　√ 否
	遗传倾向	□ 是　√ 否
口腔卫生	菌斑	√ 是　□ 否
	牙石	√ 是　□ 否
咬合情况	磨牙症	□ 是　√ 否

表7.11　外科SAC分类评估

因素		评估	备注
全身因素	全身禁忌证	无	
	吸烟	无	
	发育因素	无	
位点因素	骨量	不充足	
	解剖风险	高	
	美学风险	高	
	复杂程度	高	早期种植，辅助性骨增量
	并发症风险	高	骨增量后伤口裂开
	负荷方案	延期修复	
	SAC分类	高度复杂	

具体治疗计划

1. 口腔卫生宣教。

2. 全口龈上龈下洁治。

3. 21早期种植，延期修复。

4. 软硬组织基本稳定后21行永久修复。

5. 定期随访、维护。

具体治疗步骤

1. 牙周治疗

1.1　口腔健康指导：口腔卫生宣教及指导。

1.2　牙周基础治疗：全口牙周洁治，控制菌斑。

2. 种植治疗

2.1　种植一期手术

告知患者术中及术后注意事项及可能的并发症，患者知情同意，签署知情同意书。口内外消毒。

A：Alveolar Socket Management，拔牙窝的处理原则：

局麻下行21横行切口，翻瓣，可见牙槽窝已基本愈合，唇侧骨壁凹陷明显。先锋钻定位，标志杆指示植入方向及深度无误后，逐级备洞，植入Straumann® Bone Level Implant Φ3.3mm×12mm种植体1颗，安装覆盖螺丝（图7.25）。

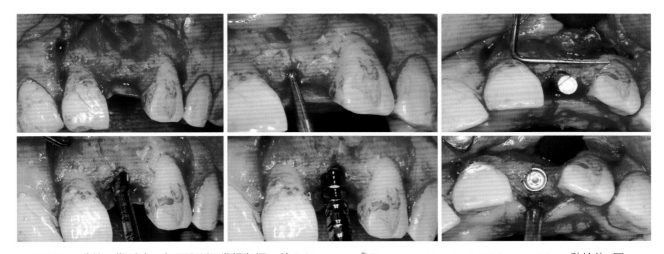

图7.25　种植一期手术：切开翻瓣&常规备洞，植入Straumann® Bone Level Implant Φ3.3mm×12mm种植体1颗。

B：Bony Housing Management，骨弓轮廓的处理原则：

该区唇侧骨板凹陷，可以对植入的骨粉有一定自限作用，但自限作用不及封闭性牙槽窝好。为保证GBR的效果，根据GBR的经典原则，在唇侧骨板制备滋养孔保证植骨区血供，同期过量植入小颗粒低替代率的Bio-Oss®骨粉，轻度压实以恢复唇侧骨板厚度，放置双层Bio-Gide®可吸收胶原膜，保持骨移植材料的稳定性，充分减张以严密缝合伤口（图7.26~图7.28）。

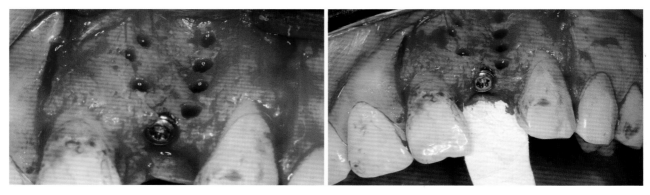

图7.26　制备滋养孔。

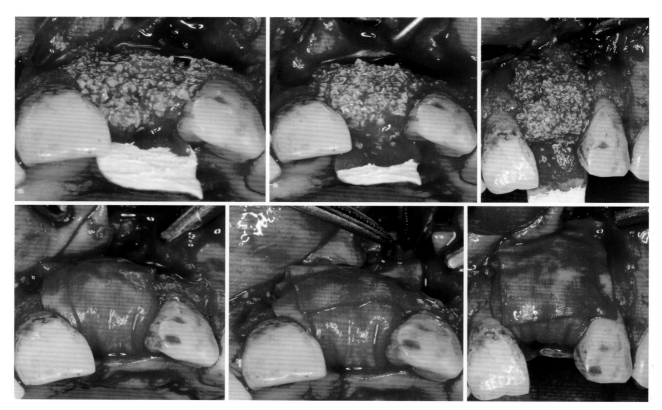

图7.27　唇侧骨板植入Bio-Oss®骨粉，覆盖Bio-Gide®可吸收胶原膜。

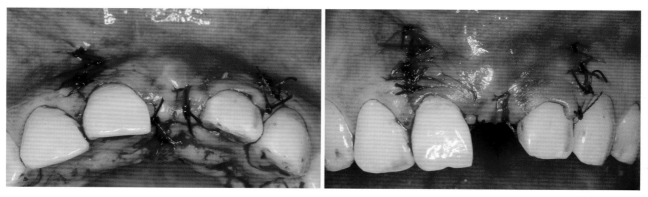

图7.28　充分减张后严密缝合。

C：Consideration of Soft Tissue Augmentation，软组织增量的考量原则：

因该患者唇侧骨板明显凹陷，一期种植体植入后仅行GBR以恢复轮廓。6个月后待骨结合稳定后，可见骨弓轮廓恢复良好，但仍略有遗憾，故决定二期手术时进一步处理软组织以增厚唇侧丰满度（图7.29）。

二期手术术中在21腭侧潜行分离半厚瓣，将其折叠至唇侧行唇侧软组织增量，取出封闭螺丝，更换为愈合基台，缝合，封闭创口（图7.30和图7.31）。

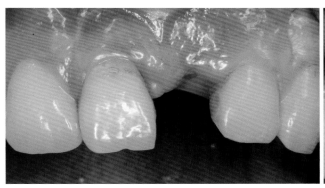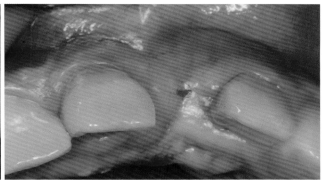

图7.29 一期术后6个月随访。

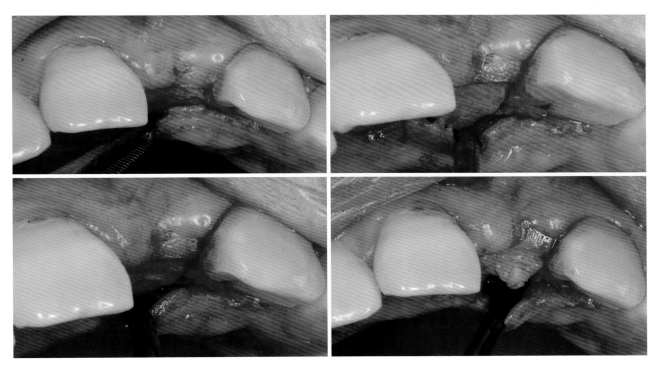

图7.30 软组织移植。

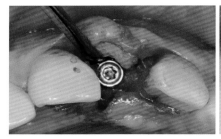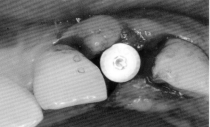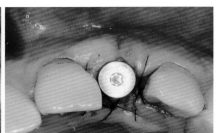

图7.31 更换愈合基台。

2.2 制取终印模，制作最终修复体

D：Design & Delivery of the Prosthesis，修复体的设计和戴牙原则：

21种植体周围软组织基本趋于稳定后拟行永久修复（图7.32），制取聚醚硅橡胶印模。制取对颌藻酸盐印模，比色。制作最终修复体。患者美观要求高，故最终选择钛基底全瓷基台及全瓷冠。

2.3 修复体试戴及粘接

将21基台以35N的力固位，试戴21全冠，调整邻接及咬合，患者满意最终美观效果。抛光，消毒，口内粘接固位全瓷冠并去除多余粘接剂，保证修复体稳定预后（图7.33和图7.34）。戴牙后6个月可见龈乳头充盈，无"黑三角"。患者满意最终美学效果（图7.35～图7.37）。

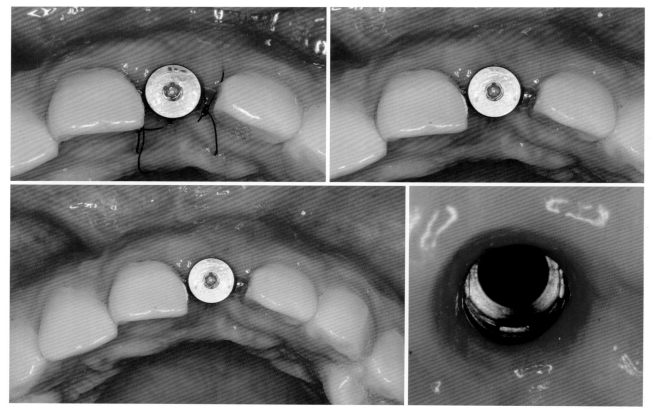

图7.32 软组织稳定，穿龈轮廓良好。

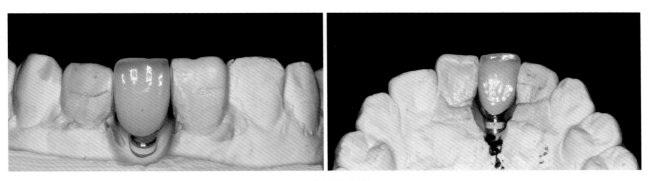

图7.33　最终修复体。

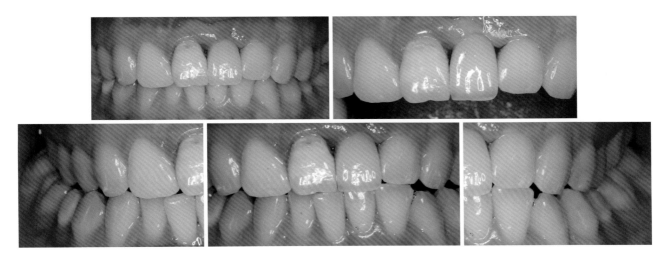

图7.34　戴牙。

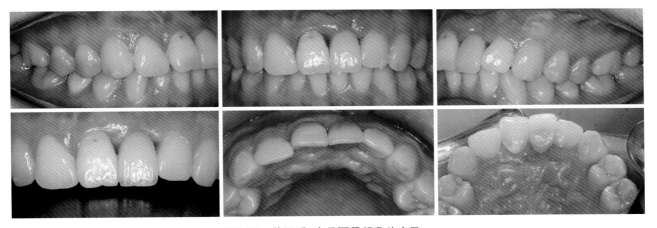

图7.35　戴牙后6个月可见龈乳头充盈。

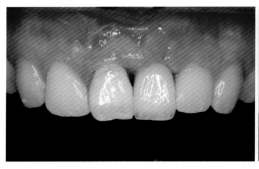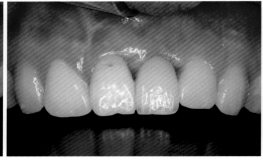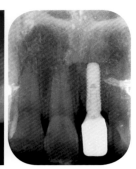

图7.36 戴牙后即刻与6个月口内照。

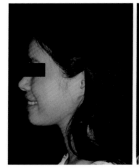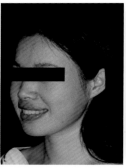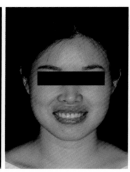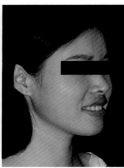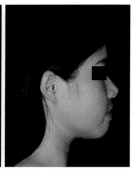

图7.37 戴牙后6个月口外照。

讨论

GBR要点

本病例中患者唇侧骨板凹陷，牙槽骨存在中度的水平向缺损，虽应用了较小直径的种植体获得以修复为导向的三维位置，但还是需要同期进行骨增量。因此采用了过量植骨配合双层胶原膜的骨增量策略来恢复骨弓轮廓。

此类水平向骨缺损对植入的骨粉有一定自限作用，但自限作用不及封闭性牙槽窝好。根据GBR的经典"PASS"原则，行切口时直达骨膜，稍大范围翻瓣并松解、切断骨膜，充分减张，在唇侧骨板制备滋养孔保证植骨区血供，过量植入小颗粒低替代率骨粉或自体骨屑，生物膜覆盖和稳定骨移植材料，最后严密缝合伤口[1]。

腭侧带蒂结缔组织瓣移植

在美学区，常联合软组织增量与硬组织增量来获得理想的美学修复效果，软组织移植增厚牙龈后，可获得更好的种植体周围健康[2-3]。本病例二期手术时，考虑到整体轮廓仍然略有塌陷，选择了软组织增量策略进行轮廓扩增。

选择改良版的腭侧带蒂结缔组织瓣移植术式

来进行软组织增量，具体步骤为：

（1）沿牙槽嵴顶偏腭侧1~2mm处做切口，制半厚瓣，切口向腭侧延伸5~10mm。

（2）用刀片翻起半厚瓣。

（3）将刀片插入游离半厚瓣与附着半厚瓣之间，在翻起的半厚瓣蒂部向骨面切入，深达骨膜，形成带蒂软组织瓣。

（4）牙周剥离子翻起底层的带蒂瓣，折叠并充填到唇侧。

（5）间断缝合。

腭侧带蒂结缔组织瓣移植技术适用于唇侧无骨缺损但存在轮廓凹陷的位点，可以实现唇侧丰满度的恢复。相比于游离瓣移植，此种术式具有明显优势，血供更佳，不需要另外开辟软组织供区的第二术区，能减少软组织移植物的收缩和瘢痕，有效增加唇侧软组织厚度[4-5]。腭侧带蒂结缔组织瓣移植，对于患者容易接受，对于医生操作更简易，保证后期美学修复的稳定性，并最终获得了良好的龈缘、龈乳头、唇侧轮廓的恢复效果。

（撒悦）

参考文献

[1] Wang HL, Boyapati L. "PASS" principles for predictable bone regeneration[J]. Implant Dent, 2006, 15(1):8–17.

[2] Thoma DS, Naenni N, Figuero E, et al. Effects of soft tissue augmentation procedures on peri-implant health or disease: A systematic review and meta-analysis[J]. Clin Oral Implants Res, 2018, 29 Suppl 15:32–49.

[3] Migliorati M, Amorfini L, Signori A, et al. Clinical and Aesthetic Outcome with Post-Extractive Implants with or without Soft Tissue Augmentation: A 2-Year Randomized Clinical Trial[J]. Clin Implant Dent Relat Res, 2015, 17(5):983–995.

[4] Man Y, Wang Y, Qu Y, et al. A palatal roll envelope technique for peri-implant mucosa reconstruction: a prospective case series study[J]. Int J Oral Maxillofac Surg, 2013, 42(5):660–665.

[5] Man Y, Wu Q, Wang T, et al. Split pedicle roll envelope technique around implants and pontics: a prospective case series study[J]. Int J Oral Maxillofac Surg, 2015, 44(10):1295–1301.

【病例分享4】
部分骨愈合的早期种植：单颗前牙种植结合帐篷技术植骨病例一例

EIP with partial bone healing: anterior single implant placement with GBR using tenting screw

前言

本病例为上颌美学区单颗前牙种植修复病例。患者上前牙缺失3个月余，来我院要求种植修复，患者美学期望值高。

初诊情况

患者基本信息

性别：女

年龄：35岁

职业：会计

主诉

上前牙拔除3个月余。

现病史

患者于3个月前拔除上前牙，因影响美观和功能，今来我院求诊。

既往史

1. 系统病史

否认系统病史。

2. 牙科病史（表7.12）

3. 个人社会史

患者不吸烟，不嗜酒。

家族史

无特殊。

表7.12 牙科病史调查表

牙周病史	□是 √否	正畸治疗史	□是 √否
修复治疗史	□是 √否	口腔外科治疗史	□是 √否
牙体牙髓治疗史	□是 √否	颞下颌关节治疗史	□是 √否
磨牙症	□是 √否	口腔黏膜治疗史	□是 √否
其他	无特殊		

口腔检查

1. 口内检查（图7.38）

1.1 牙列检查

22缺失，唇侧骨板明显凹陷，牙体形态为尖圆形，薄龈生物型。

1.2 口内一般情况检查

口内一般情况：菌斑（√）；牙石（√）；口臭（×）；溃疡/红肿/脓肿（×）。

影像学检查（图7.39）

CBCT示：

22缺失且22唇颊侧牙槽骨凹陷明显。

主要诊断

牙列缺损。

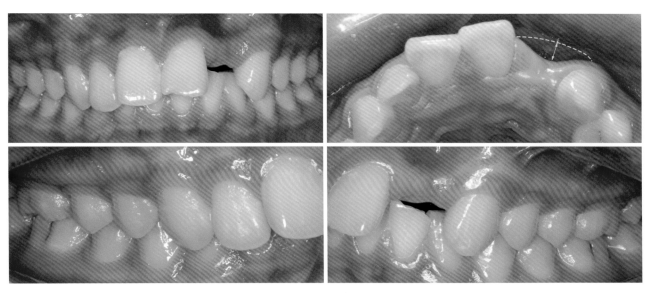

图7.38 术前照。

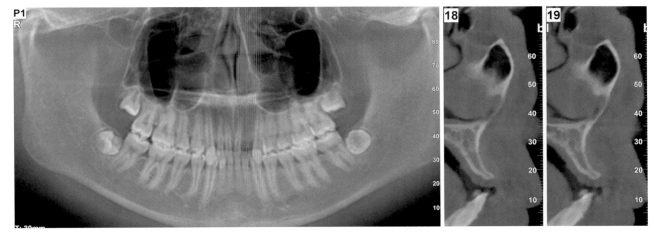

图7.39 术前CBCT。

治疗计划

1. 术前评估（表7.13和表7.14）

1.1 美学自评

患者现22缺失，影响美观及发音，希望尽快恢复。

1.2 患者的要求与期望

患者接受短暂缺牙期，希望尽快恢复前牙美观及修复后能获得长期稳定的疗效。

2. 制订治疗计划

根据上述检查结果，拟订可选治疗方案如下：

方案一：22早期种植+GBR+延期修复。

方案二：22可摘局部义齿修复。

方案三：21、22粘接桥。

向患者交代病情及可选治疗方案，同时告知患者相应的治疗程序、可能出现的并发症、预后、费用、治疗过程中及治疗结束后所需的维护及预防等相关问题，患者知情同意，选择方案一。

具体治疗计划

1. 口腔卫生宣教。

2. 全口龈上龈下洁治。

3. 22早期种植，同期植骨，延期修复。

表7.13　种植治疗整体风险评估

全身状态	免疫性疾病 不可控制的糖尿病 服用类固醇类药物	□是 √否 □是 √否 □是 √否
牙周情况	进行性牙周病 顽固性牙周病 遗传倾向	□是 √否 □是 √否 □是 √否
口腔卫生	菌斑 牙石	√是 □否 √是 □否
咬合情况	磨牙症	□是 √否

表7.14　外科SAC分类评估

因素		评估	备注
全身因素	全身禁忌证	无	
	吸烟	无	
	发育因素	无	
位点因素	骨量	不充足	
	解剖风险	高	
	美学风险	高	
	复杂程度	高	早期种植，辅助性骨增量
	并发症风险	高	骨增量后伤口裂开，骨增量效果不理想
	负荷方案	延期修复	
	SAC分类	高度复杂	

4. 软硬组织基本稳定后21行永久修复。

5. 定期随访、维护。

具体治疗步骤

1. 牙周治疗

1.1 口腔健康指导：口腔卫生宣教及指导。

1.2 牙周基础治疗：全口牙周洁治，控制菌斑。

2. 种植治疗

2.1 种植一期手术

告知患者术中及术后注意事项及可能的并发症，患者知情同意，签署知情同意书。口内外消毒。

A：Alveolar Socket Management，拔牙窝的处理原则：

局麻下行22横行切口，翻瓣，见唇腭向骨厚度较窄，唇侧骨壁明显凹陷。先锋钻定位，标志杆指示植入方向及深度无误后，逐级备洞，植入Straumann® Roxolid® SLActive® Bone Level Implant Φ3.3mm×12mm种植体1颗，安装覆盖螺丝。植入后见种植体上端螺纹暴露且唇侧丰满度严重不良（图7.40）。

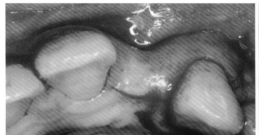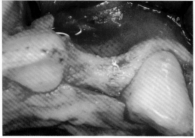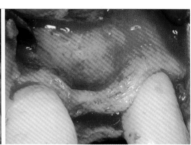

图7.40a 种植一期手术：切开翻瓣。

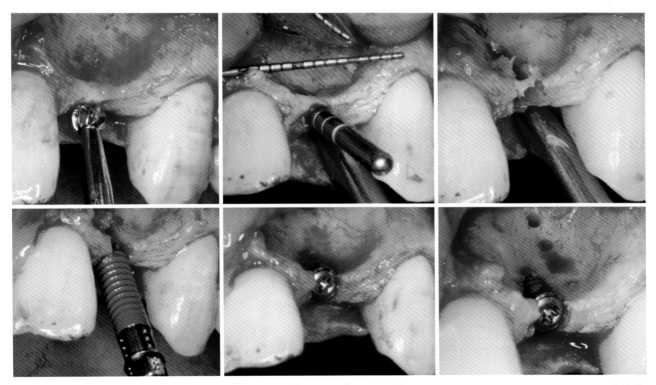

图7.40b 种植一期手术：常规备洞，植入Straumann® Roxolid® SLActive® Bone Level Implant Φ3.3mm×12mm种植体1颗，制备滋养孔。

B：Bony Housing Management，骨弓轮廓的处理原则：

该区唇侧骨板凹陷，虽骨缺损可以对植入的骨粉有一定自限作用，但由于所缺骨量太多，需大量植骨来增加唇侧骨板厚度，遂采用帐篷技术行骨增量。在唇侧骨板制备滋养孔，放置钛钉，同期植入小颗粒低替代率的Bio-Oss®骨粉，轻度压实，覆盖暴露螺纹，且使其成为厚壁型唇侧骨板，放置Bio-Gide®可吸收胶原膜，减张后严密缝合（图7.41和图7.42）。

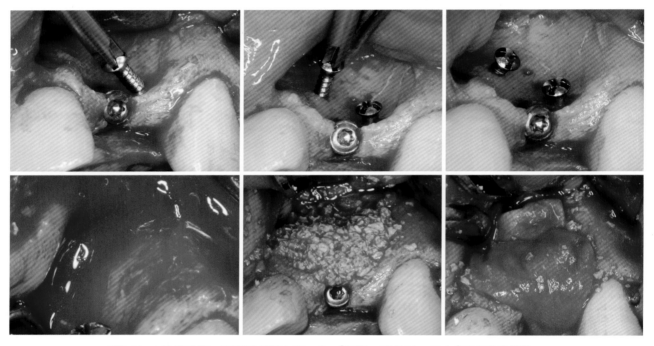

图7.41a　放置钛钉，唇侧骨板植入Bio-Oss®骨粉，覆盖Bio-Gide®可吸收胶原膜。

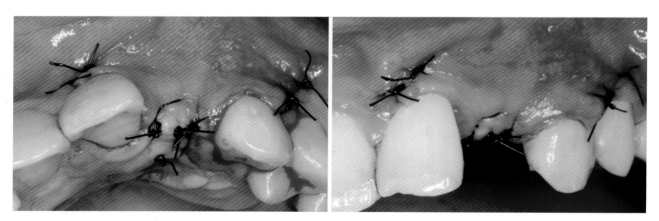

图7.41b　严密缝合。

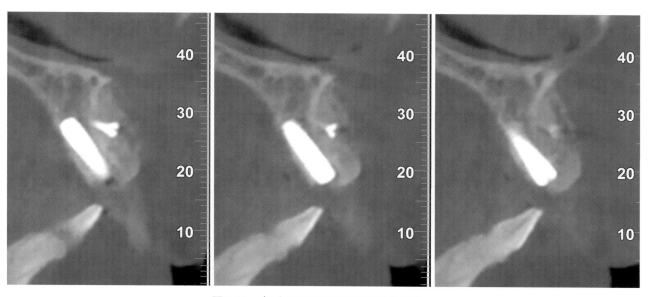

图7.42　术后CBCT示21唇侧见足量骨粉。

C：Consideration of Soft Tissue Augmentation，软组织增量的考量原则：

因该患者唇侧帐篷技术行GBR术后已恢复轮廓，故未行一期手术的软组织移植。6个月后待骨结合稳定后，略偏腭侧切口行二期手术，翻瓣，将封闭螺丝更换为愈合基台，缝合，封闭创口，可见唇侧丰满度良好（图7.43和图7.44）。

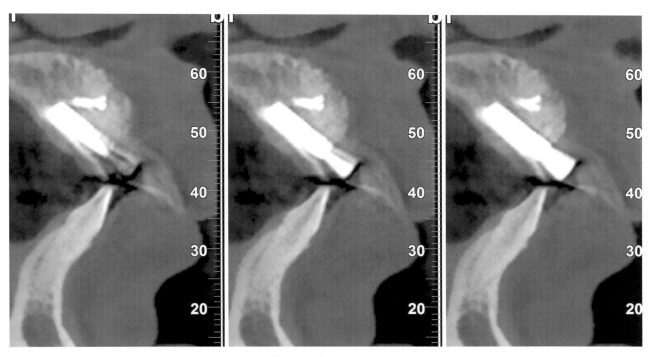

图7.43　一期术后6个月CT示骨结合良好。

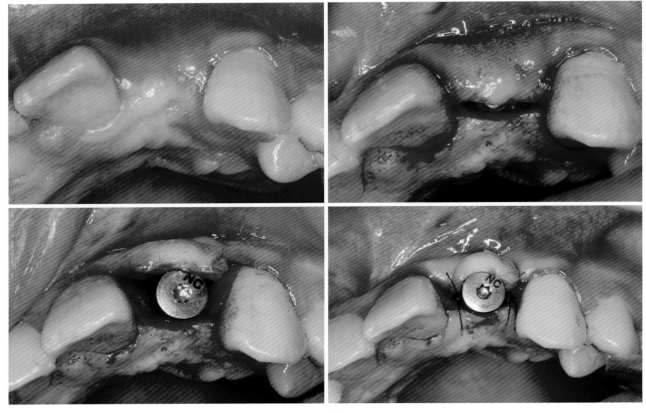

图7.44 二期手术。

2.2 制取终印模，制作最终修复体

D：Design & Delivery of the Prosthesis，修复体的设计和戴牙原则：

22种植体周围软组织基本趋于稳定后拟行永久修复，制取聚醚硅橡胶印模。制取对颌藻酸盐印模，比色。制作最终修复体。因患者美观要求高，制作全瓷修复体。

2.3 修复体试戴及粘接

利用定位器，将22基台以35N的力固位，试戴，22全冠，调整邻接及咬合，患者满意最终美观效果。抛光，消毒，去除多余粘接剂，粘接固位全瓷冠，保证修复体稳定预后（图7.45～图7.47）。

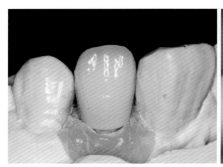
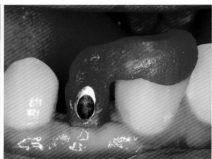
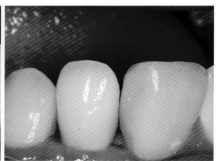

图7.45 放置定位器，安装22基台，粘接22全瓷冠。

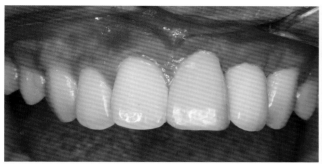
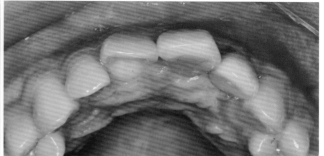

图7.46　戴牙后6个月。

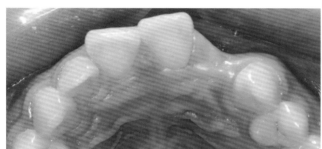
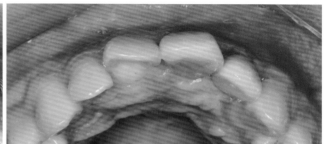

图7.47　术前及术后对比。

讨论

帐篷钉的使用

在GBR中，最重要的"PASS"原则包含以下几个重要因素：空间维持、稳定性、创口无张力关闭、血管化[1]。在行GBR时，骨替代材料的稳定性一直是一个值得讨论的问题，骨粉的机械强度较低，难以在原处维持稳定的空间。因此，在一些病例中，术者选择使用钛网或不可吸收膜以支撑空间的稳定。但其面积较大，需要二次取出，且有暴露风险。因此，在该病例中，为了维持空间并且保持骨替代材料的稳定，我们选择了使用帐篷钉。

帐篷钉是一种已被证实拥有可靠效果与良好前景的金属材料[2]，帐篷钉的一部分埋入骨内，另一部分则位于骨面上，起到支撑空间的作用。与Onlay植骨、牵张成骨、钛网相比，其操作较为便捷，如需取出也较为方便。且有文献显示，帐篷钉植骨的远期效果客观，与其他众多植骨方式无显著性差异[3-4]。因此，帐篷钉的出现，为较大面积骨缺损的修复提供了一种可靠的选择。

在该病例中，我们使用了两颗帐篷钉来维持植骨空间的稳定。由于帐篷钉有可能干扰种植体植入的方向，因此我们先植入种植体后，再植入了帐篷钉，在其周围填充了骨粉颗粒，并使用胶原膜覆盖包裹。最终从CT图像及口内情况可见，植骨效果较为可观。

窄种植体的选择

在该病例中，植骨的同期植入种植体可以缩

短病例整体的时间。但对于牙槽嵴宽度欠佳的患者，若要获得良好的初期稳定性，则需要谨慎选择种植体类型。选择较窄直径的种植体，则可以使种植体尽可能地位于骨内区域。

多篇文献显示，合理使用的前提下，窄种植体与常规直径种植体在远期生存率、修复体成功率和边缘骨丢失方面没有显著性的差异[5-6]，在合适的情况下也可以用于即刻负重[7]。并且，有文献研究显示，直径较小的种植体用于前牙种植时，可以防止颊侧牙槽骨的吸收[8]。

因此，该病例选择了Straumann® Roxolid® SLActive® Bone Level Implant Φ3.3mm×12mm种植体，最终在随访期内获得了较好的稳定性，并满足了患者的美观需求。

（撒悦）

参考文献

[1] Wang HL, Boyapati L. "PASS" principles for predictable bone regeneration[J]. Implant Dent, 2006, 15(1):8–17.

[2] César Neto JB, Cavalcanti MC, Sapata VM, et al. The positive effect of tenting screws for primary horizontal guided bone regeneration: A retrospective study based on cone–beam computed tomography data[J]. Clin Oral Implants Res, 2020, 31(9):846–855.

[3] Morad G, Khojasteh A. Cortical tenting technique versus onlay layered technique for vertical augmentation of atrophic posterior mandibles: a split–mouth pilot study[J]. Implant Dent, 2013, 22(6):566–571.

[4] Deeb GR, Tran D, Carrico CK, et al. How effective is the tent screw pole technique compared to other forms of horizontal ridge augmentation? [J]. J Oral Maxillofac Surg, 2017, 75(10):2093–2098.

[5] Lee JS, Kim HM, Kim CS, et al. Long–term retrospective study of narrow implants for fixed dental prostheses[J]. Clin Oral Implants Res, 2013, 24(8):847–852.

[6] Altuna P, Lucas–Taulé E, Gargallo–Albiol J, et al. Clinical evidence on titanium–zirconium dental implants: a systematic review and meta–analysis[J]. Int J Oral Maxillofac Surg, 2016, 45(7):842–850.

[7] Anitua E, Fernandez–de–Retana S, Anitua B, et al. Long–term retrospective study of 3.0–mm–diameter implants supporting fixed multiple prostheses: Immediate versus delayed implant loading[J]. Int J Oral Maxillofac Implants, 2020, 35(6):1229–1238.

[8] Caneva M, Salata LA, de Souza SS, et al. Hard tissue formation adjacent to implants of various size and configuration immediately placed into extraction sockets: an experimental study in dogs[J]. Clin Oral Implants Res, 2010, 21(9):885–890.

第8章

延期种植
Delayed implant placement
(DIP)

【病例分享1】
单颗前牙位点保存后的延期种植病例一例

Anterior single tooth extraction with socket preservation and DIP

前言

本病例为上颌美学区单颗前牙种植修复病例。上前牙曾于外院行冠修复，今觉上前牙牙根不适，来我院求诊。经临床检查和评估，该患牙无法保留，建议拔除。患者美学期望值高。

初诊情况

患者基本信息

性别：女

年龄：19岁

职业：学生

主诉

上前牙不适数日。

现病史

上前牙曾于外院行冠修复，近日自觉上前牙牙根不适，来我院求诊。

既往史

1. 系统病史

否认系统病史。

2. 牙科病史（表8.1）

3. 个人社会史

患者不吸烟，不嗜酒。

家族史

无特殊。

表8.1 牙科病史调查表

牙周病史	□ 是 √ 否	正畸治疗史	□ 是 √ 否
修复治疗史	□ 是 √ 否	口腔外科治疗史	□ 是 √ 否
牙体牙髓治疗史	□ 是 √ 否	颞下颌关节治疗史	□ 是 √ 否
磨牙症	□ 是 √ 否	口腔黏膜治疗史	□ 是 √ 否
其他	无特殊		

口腔检查

1. 口内检查（图8.1）

1.1 牙列检查

21烤瓷冠，叩痛（±），11切端缺损，牙体形态为卵圆形，薄龈生物型。

1.2 口内一般情况检查

口内一般情况：菌斑（√）；牙石（√）；口臭（×）；溃疡/红肿/脓肿（×）。

影像学检查（图8.2）

X线片示：

21根管中上端有高密度充填物，下端欠充且根管口未闭，根尖有明显暗影。

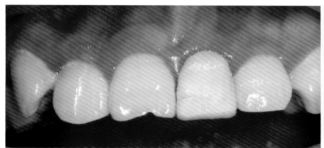
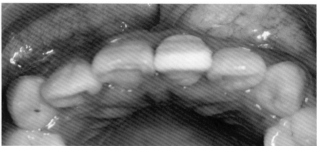

图8.1 初诊口内照。

主要诊断

21牙体缺损。

治疗计划

1. 术前评估（表8.2）

1.1 美学自评

患者因正常学业生活社交需求，需尽快恢复前牙美观。

1.2 患者的要求与期望

患者接受短暂缺牙期，希望尽快恢复前牙美观，并希望修复后能获得长期稳定的疗效。

2. 制订治疗计划

根据上述检查结果，拟订可选治疗方案如下：

方案一：拔除21后，活动义齿修复。

方案二：拔除21后，11、21、22固定桥修复。

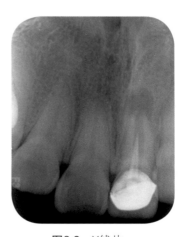

图8.2 X线片。

方案三：拔除21后，位点保存+延期种植修复。

向患者交代病情及可选治疗方案，考虑患者年龄告知患者相应的治疗程序、可能出现的并发症、预后、费用、治疗过程中及治疗结束后所需的维护及预防等相关问题，因患者年龄较小，患者知情同意后选择方案三。

表8.2 外科SAC分类评估

因素		评估	备注
全身因素	全身禁忌证	无	
	吸烟	无	
	发育因素	无	
位点因素	骨量	不足	
	解剖风险	高	
	美学风险	高	美学期望高
	复杂程度	高	位点保存
	并发症风险	高	位点保存后可否有良好效果
	负荷方案	活动义齿临时过渡修复	
	SAC分类	高度复杂	

具体治疗计划

1. 口腔卫生宣教。

2. 全口龈上洁治。

3. 21拔除+位点保存，临时活动义齿过渡修复。

4. 延期种植。

5. 待软硬组织稳定后行永久修复。

6. 定期随访、维护。

具体治疗步骤

1. 牙周治疗

1.1 口腔健康指导：口腔卫生宣教及指导。

1.2 牙周基础治疗：全口牙周洁治，控制菌斑。

2. 种植治疗

2.1 拔除21，行位点保存，临时活动义齿过渡修复。

告知患者术中及术后注意事项及可能的并发症，患者知情同意，签署知情同意书。口内外消毒。

A：Alveolar Socket Management，拔牙窝的处理原则：

局麻下小心微创拔除21，探查唇侧骨壁及整个牙槽窝，彻底搔刮牙槽窝（图8.3）。

B：Bony Housing Management，骨弓轮廓的处理原则：

因该骨弓轮廓为完整拔牙窝，属于有利型骨缺损，可以对植入的骨粉有自限作用，保持骨移植材料的稳定性。同期在21牙槽窝内植入低替代率的Bio-Oss® Collagen骨胶原，轻度压实，软组织移植关闭拔牙创口，严密缝合（图8.4）。戴入已提前制作好的临时活动义齿（图8.5）。

2.2 种植一期手术

4个月后21拔牙窝愈合，唇侧骨弓轮廓良好。CBCT示21位点骨量充足（图8.6~图8.8）。

局麻下行21横行切口，翻瓣，可见位点保存效果良好。先锋钻定位，标志杆指示植入方向及深度无误后，逐级备洞，植入NobelActive® Φ3.5mm×13mm种植体1颗，种植体初期稳定性良好且种植体唇侧有2mm的唇侧骨板，安装愈合基台（图8.9和图8.10）。

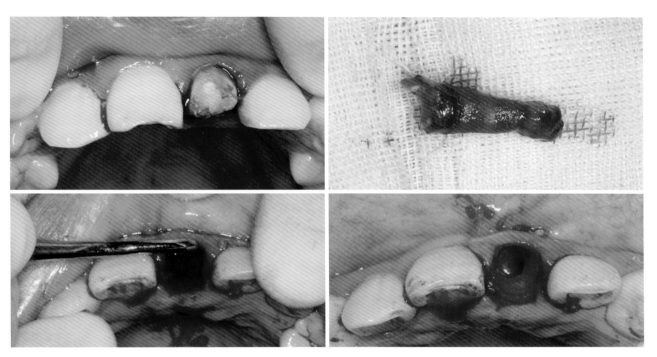

图8.3　拔除21，清理牙槽窝，可见根尖有大面积骨缺损。

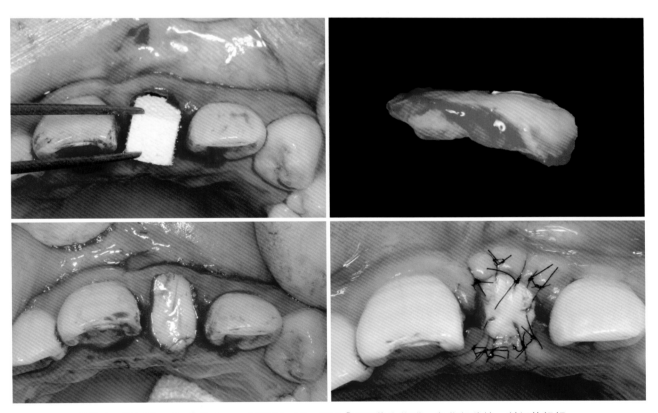

图8.4　植入Bio-Oss® Collagen骨胶原、Bio-Gide®可吸收生物膜，角化龈移植，封闭软组织。

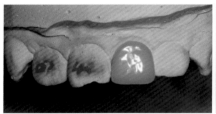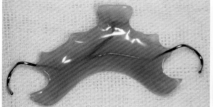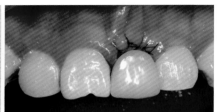

图8.5 临时活动义齿。

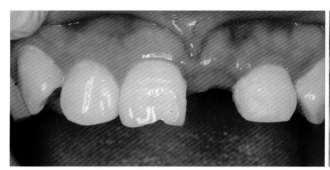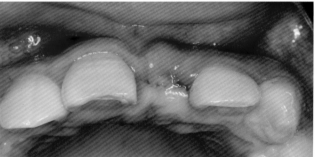

图8.6 4个月后口内照。

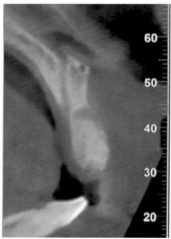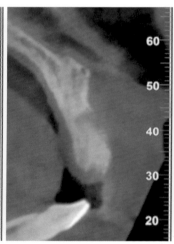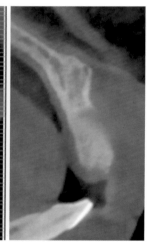

图8.7 CBCT示拔牙窝骨愈合良好。

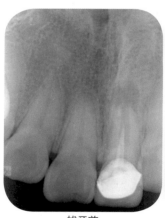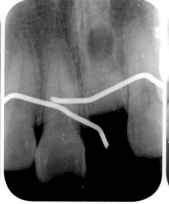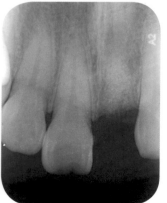

拔牙前　　　　　　　　位点保存前　　　　　　位点保存4个月后

图8.8 位点保存前后对比。

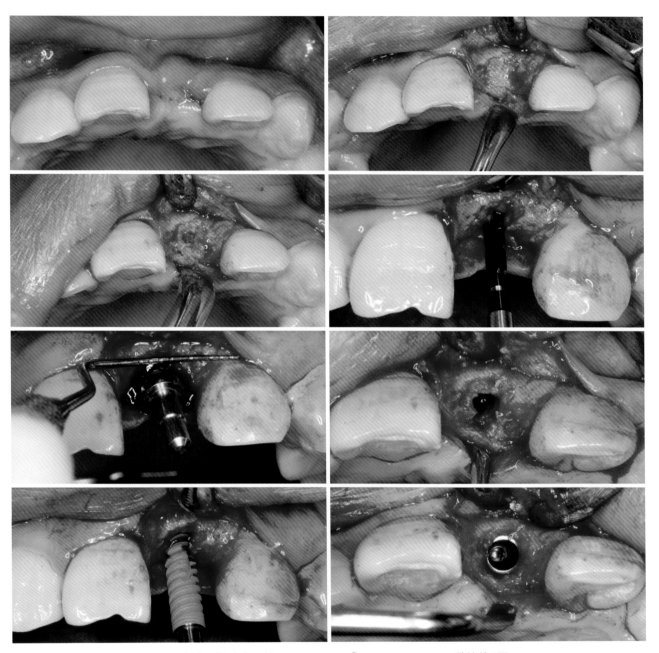

图8.9　种植一期手术：植入NobelActive® Φ3.5mm×13mm种植体1颗。

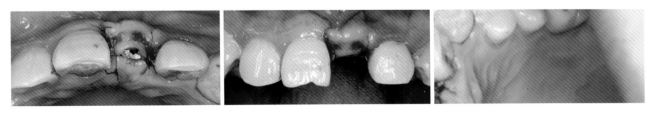

图8.10　缝合。

C：Consideration of Soft Tissue Augmentation，软组织增量的考量原则：

3个月后，因原愈合基台高度较低，21位点黏膜已愈合，故行二期手术更换愈合基台。二期手术时术中偏腭侧切口，将21牙槽嵴顶软组织瓣转移至唇侧，使唇侧轮廓更丰满，更换愈合基台后缝合伤口（图8.11）。

2.3　制取终印模，制作最终修复体

D：Design & Delivery of the Prosthesis，修复体的设计和戴牙原则：

21种植体周围软组织基本趋于稳定后拟行永久修复，制取聚醚硅橡胶印模。制取对颌藻酸盐印模，比色。制作最终修复体。患者考虑美观效果，选择氧化锆全瓷冠修复。

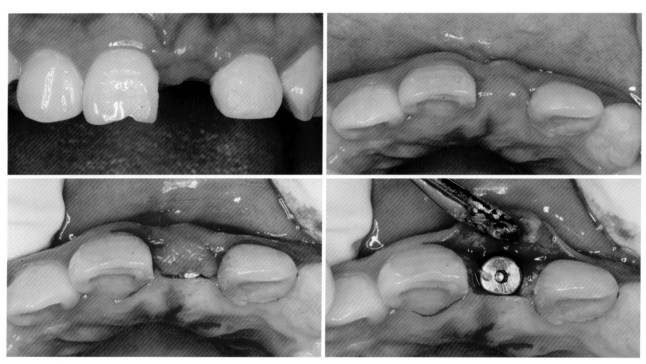

图8.11a　种植二期手术：翻瓣。

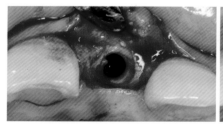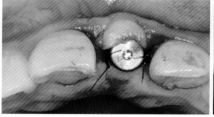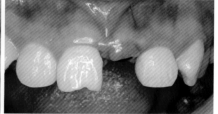

图8.11b　种植二期手术：软组织增量。

2.4 修复体试戴及粘接

将21基台以35N的力固位，试戴21全冠，调整邻接及咬合，患者满意最终美观效果。抛光，消毒，去除多余粘接剂，粘接固位全瓷冠，保证修复体稳定预后（图8.12～图8.15）。

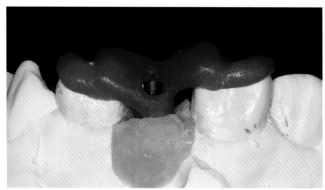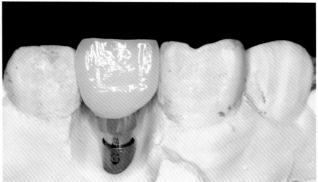

图8.12 修复体。

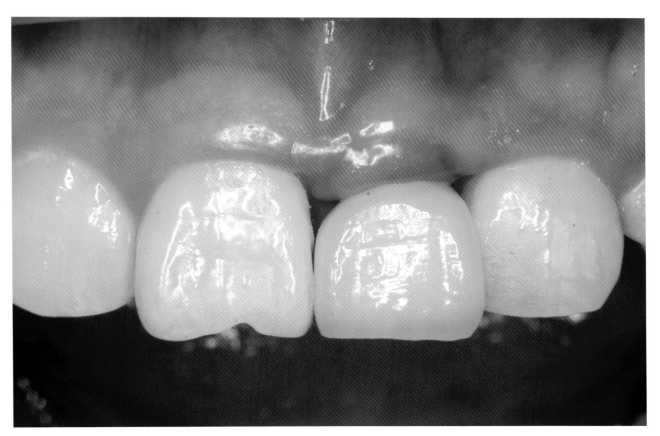

图8.13 戴牙后口内照。

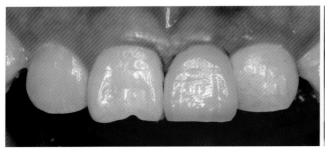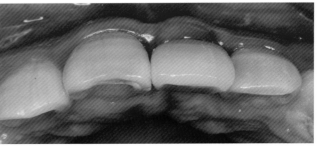

图8.14　戴牙6个月后口内照，可见龈乳头充满。

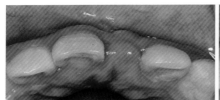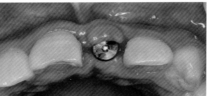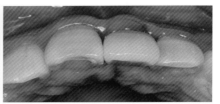

图8.15　21唇侧丰满度前后对比。

讨论

位点保存术

拔牙后牙槽窝会发生一系列的生物学变化，引起牙槽嵴多维度的吸收[1]。因此，为了平衡缩短治疗时间、控制骨吸收和获得最佳疗效的需求，学者们提出了不同的种植时机和对策，临床医生在决策时需考量以下6点：是否存在感染、能否获得以修复为导向的种植体植入位置、牙槽骨是否受损、牙周表型、美学需求和全身条件[2]。

本病例中患牙根尖有明显骨缺损，且患者美学要求高，所以我们回归到较保守的延期种植策略。在延期种植中，位点保存术被用以减少拔牙后的牙槽骨吸收[3]，此术式是将生物材料填入拔牙窝并用屏障材料封闭牙槽窝上部。位点保存术虽不可逆转唇（颊）侧和腭（舌）侧骨板吸收的生物学趋势，但能在整体上保存拔牙窝的硬组织成分，植入骨移植材料后的牙槽窝的横截面显著大于自然愈合者[4]。对于厚壁型牙槽骨的患者，牙槽

嵴的维度变化减少，而薄壁型牙槽骨的患者效果则更显著，薄壁型可以被转变为厚壁型[2]。应当注意在手术操作中，位点保存的创口封闭至关重要，临床医生可采用患者自体组织或外源性生物膜来保护牙槽窝内的骨移植材料，本病例通过角化龈移植关闭创口，省去生物膜费用的同时实现良好的封闭创口、增量软组织的效果。

愈合基台的帐篷作用

对比治疗前后，我们发现患者的牙槽骨唇侧丰满度有明显改善，分析原因可能有以下几点：位点保存术减少了牙槽骨硬组织的丧失；游离龈移植，以及术中行偏腭侧切口小范围翻瓣最终缝合于唇侧的处理，提高了软组织的质量。其中，愈合基台软硬组织的处理过程中很巧妙地起到帐篷作用。

一期手术时将一个较矮的愈合基台封闭进牙龈内，以支撑软组织使得下方的骨免受机械力干扰，其作用类似于帐篷钉，提供了一定的成骨空

间来保护其内的血凝块和骨源性细胞的定植[5]。二期手术换用一个较高的愈合基台，并将软组织缝合固定于基台上缘，一定程度上能引导软组织的生长及增厚[6]。本病例通过微创而简便的操作，发挥愈合基台的帐篷作用，辅助软硬组织获得更好的恢复。

（撒悦）

参考文献

[1] Sculean A, Stavropoulos A, Bosshardt DD. Self-regenerative capacity of intra-oral bone defects[J]. J Clin Periodontol, 2019, 46 Suppl 21:70-81.

[2] Tonetti MS, Jung RE, Avila-Ortiz G, et al. Management of the extraction socket and timing of implant placement: Consensus report and clinical recommendations of group 3 of the XV European Workshop in Periodontology[J]. J Clin Periodontol, 2019, 46 Suppl 21:183-194.

[3] Avila-Ortiz G, Chambrone L, Vignoletti F. Effect of alveolar ridge preservation interventions following tooth extraction: A systematic review and meta-analysis[J]. J Clin Periodontol, 2019, 46 Suppl 21:195-223.

[4] Araújo MG, da Silva JCC, de Mendonça AF, et al. Ridge alterations following grafting of fresh extraction sockets in man. A randomized clinical trial[J]. Clin Oral Implants Res, 2015, 26(4):407-412.

[5] César Neto JB, Cavalcanti MC, Sapata VM, et al. The positive effect of tenting screws for primary horizontal guided bone regeneration: A retrospective study based on cone-beam computed tomography data[J]. Clin Oral Implants Res, 2020, 31(9):846-855.

[6] Linkevicius T, Puisys A, Linkevicius R, et al. The influence of submerged healing abutment or subcrestal implant placement on soft tissue thickness and crestal bone stability. A 2-year randomized clinical trial[J]. Clin Implant Dent Relat Res, 2020, 22(4):497-506.

【病例分享2】
单颗前牙应用钛网行牙槽骨重建后的延期种植病例一例

Ridge augmentation using titanium mesh and DIP

本病例为上颌美学区单颗前牙种植修复病例。该患者2周前外伤导致上前牙修复体松动，今来我院求诊。经临床检查和评估，该患牙无法保留，建议拔除。患者美学期望值中等。

初诊情况

患者基本信息

性别：男

年龄：19岁

职业：学生

主诉

上前牙外伤2周。

现病史

患者2周上前牙外伤导致牙根折断，曾行冠修复，今来我院求诊。

既往史

1. 系统病史

否认系统病史。

2. 牙科病史（表8.3）

3. 个人社会史

患者不吸烟，不嗜酒。

家族史

无特殊。

表8.3 牙科病史调查表

牙周病史	□ 是 √ 否	正畸治疗史	□ 是 √ 否
修复治疗史	□ 是 √ 否	口腔外科治疗史	□ 是 √ 否
牙体牙髓治疗史	□ 是 √ 否	颞下颌关节治疗史	□ 是 √ 否
磨牙症	□ 是 √ 否	口腔黏膜治疗史	□ 是 √ 否
其他	无特殊		

口腔检查（图8.16～图8.18）

1.口内检查

1.1　牙列检查

11烤瓷冠，叩痛（＋），松动Ⅲ度，11牙龈红肿。

21切端缺损，牙体形态为尖圆形，中厚龈生物型。

1.2　口内一般情况检查

口内一般情况：菌斑（√）；牙石（√）；口臭（×）；溃疡/红肿/脓肿（√）。

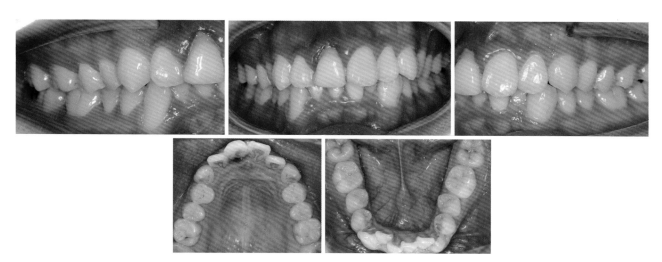

图8.16　初诊口内照。

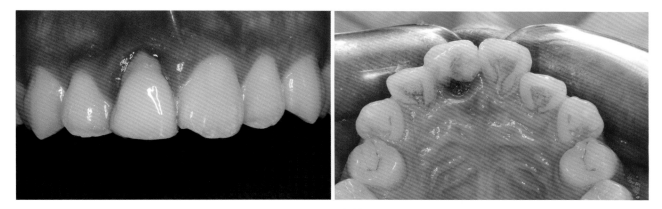

图8.17　11术前照。

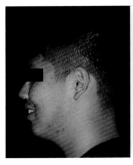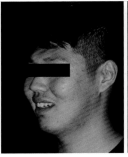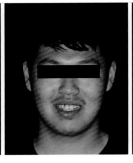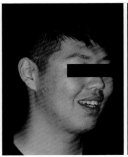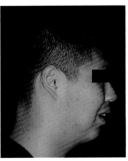

图8.18 初诊口外照。

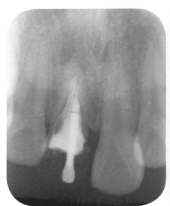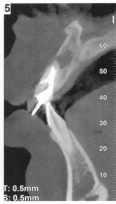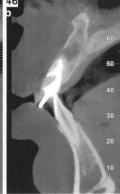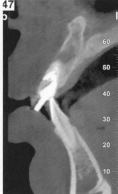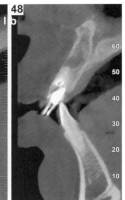

图8.19 术前影像学检查。

影像学检查（图8.19）

根尖片示：

11根尖1/3根折，根尖暗影。

CBCT示：

11颊侧骨板缺失，根尖大面积暗影。

主要诊断

11根折，21牙体缺损。

治疗计划

1. 术前评估（表8.4）

1.1 美学自评

患者希望能尽快恢复前牙美观。

1.2 患者的要求与期望

患者接受短暂缺牙期，希望尽快恢复前牙美观，并希望修复后能获得长期稳定的疗效。

2. 制订治疗计划

根据上述检查结果，拟订可选治疗方案如下：

方案一：拔除11后，活动义齿修复。

方案二：拔除11后，12、11、21固定桥修复。

方案三：拔除11后、位点保存+延期种植修复（因患者年龄较轻）。

向患者交代病情及可选治疗方案，同时告知患者相应的治疗程序、可能出现的并发症、预后、费用、治疗过程中及治疗结束后所需的维护及预防等相关问题，患者知情同意，选择方案三。

表8.4 外科SAC分类评估

因素		评估	备注
全身因素	全身禁忌证	无	
	吸烟	无	
	发育因素	无	
位点因素	骨量	不充足	
	解剖风险	高	
	美学风险	高	中笑线,美学期望中等
	复杂程度	高	位点保存,辅助性骨增量
	并发症风险	高	位点保存,辅助性骨增量效果差
	负荷方案	种植后延期负荷	
	SAC分类	高度复杂	

具体治疗计划

1. 口腔卫生宣教。

2. 全口龈上洁治。

3. 21拔除+位点保存。

4. 延期种植。

5. 待软硬组织稳定后行永久修复。

6. 定期随访、维护。

具体治疗步骤

1. 牙周治疗

1.1 口腔健康指导:口腔卫生宣教及指导。

1.2 牙周基础治疗:全口牙周洁治,控制菌斑。

2. 种植治疗

2.1 拔除21,行位点保存,临时活动义齿过渡修复。

告知患者术中及术后注意事项及可能的并发症,患者知情同意,签署知情同意书。口内外消毒。

A:Alveolar Socket Management,拔牙窝的处理原则:

微创拔除11后,检查唇颊侧骨壁缺损,可见唇侧骨板完全缺失。彻底搔刮拔牙窝,清除炎性肉芽组织后可见患者牙槽窝出现大量骨缺损,用刀片和高速车针去龈缘肉芽组织及上皮,用大量碘伏和生理盐水充分冲洗拔牙窝。取腭侧结缔组织,并修整形态,去周围上皮。将Bio-Oss®骨粉植入拔牙窝后,严密缝合(图8.20和图8.21)。

2.2 种植一期手术

6个月后11拔牙窝愈合,CBCT示唇侧骨板轻度吸收,向内凹陷,但垂直向骨高度保存良好(图8.22~图8.24)。

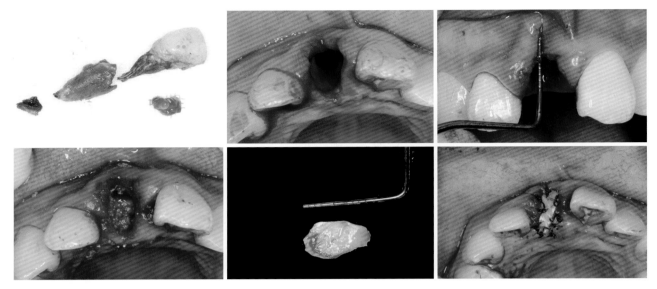

图8.20　拔除11，清理牙槽窝。

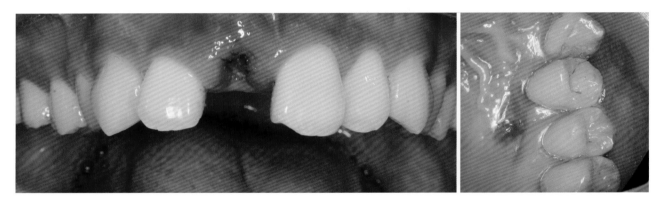

图8.21　位点保存术后10天，11术区及腭侧软组织供区愈合良好。

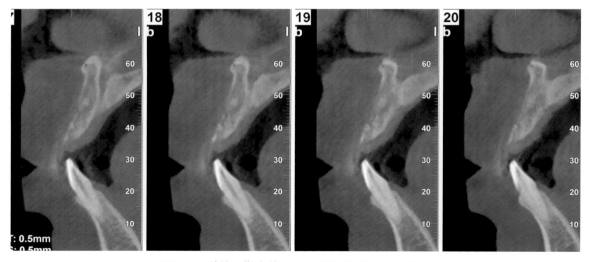

图8.22　种植一期术前CBCT示拔牙窝骨愈合良好。

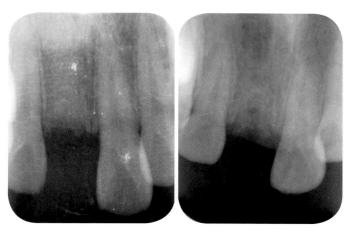

图8.23 位点保存前后对比。

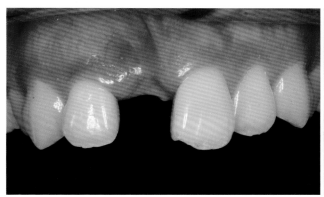 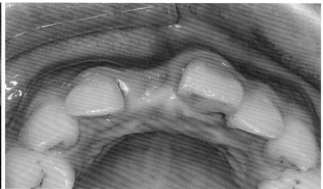

图8.24 位点保存术后6个月。

B：Bony Housing Management，骨弓轮廓的处理原则：

局麻下行11横行切口，翻瓣，唇侧骨壁凹陷且较平坦，不属于自限型的骨缺损。先锋钻定位，标志杆指示植入方向及深度无误后，逐级备洞，植入Osstem® Φ3.5mm×11.5mm种植体1颗（图8.25）。按3A-2B原则植入后可见种植体冠方螺纹暴露，刮取患者自体骨覆盖于暴露螺纹表面。再覆盖Bio-Oss®骨粉恢复轮廓（图8.26），安装Osstem® Ossbuilder钛网，固定后盖Bio-Gide®可吸收胶原膜（图8.27）。减张后，严密缝合（图8.28）。术后CBCT示种植体位置良好（图8.29）。

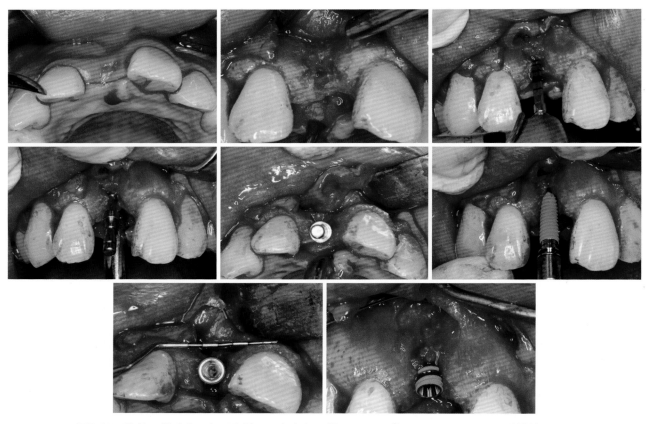

图8.25 种植一期手术：切开翻瓣，逐级备洞，植入Osstem® Φ3.5mm×11.5mm种植体1颗。

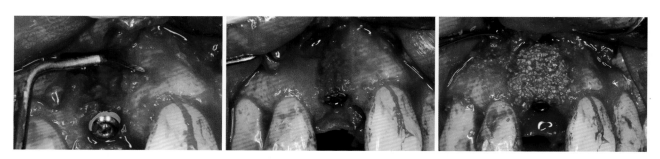

图8.26 颊侧植入大量Bio-Oss®骨粉。

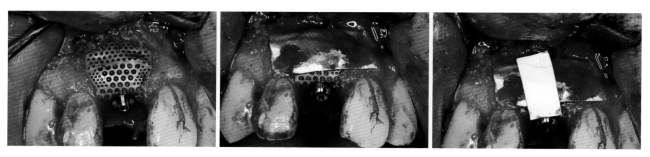

图8.27 安装钛网，辅助GBR植骨。

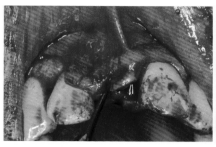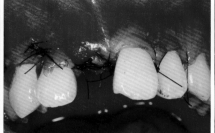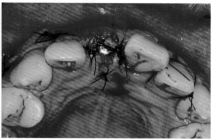

图8.28　减张后缝合。

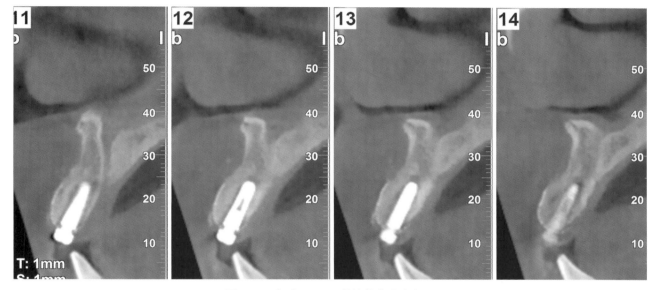

图8.29　术后CBCT示种植体位置良好。

C: Consideration of Soft Tissue Augmentation，软组织增量的考量原则：

一期术后8个月，因11唇侧轮廓丰满，故二期手术不进行软组织增量。术中沿11牙槽嵴顶及12远中颊侧切口，切开翻瓣，取出钛网，可见唇侧骨板丰满，骨增量效果良好，将封闭螺丝更换为愈合基台，严密缝合创口（图8.30）。

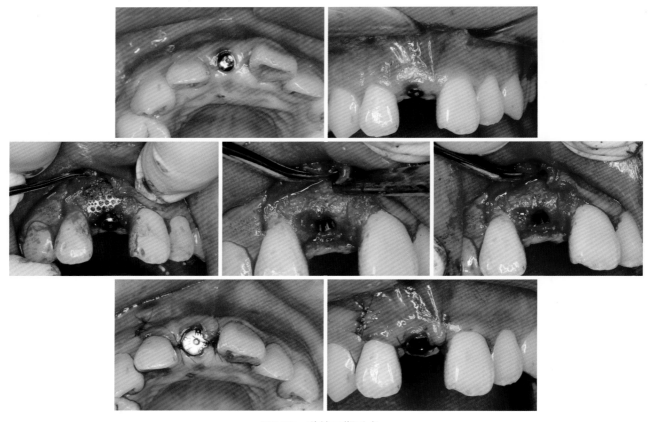

图8.30　种植二期手术。

2.3　制取终印模，制作最终修复体

D：Design & Delivery of the Prosthesis，修复体的设计和戴牙原则：

　　二期术后2周，11种植体周围软组织愈合后拟行永久修复，制取聚醚硅橡胶印模。制取对颌藻酸盐印模，比色。制作最终修复体。患者对美学要求高，故选择氧化锆全瓷修复体进行最终修复（图8.31）。

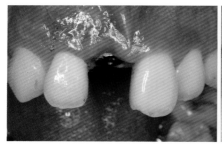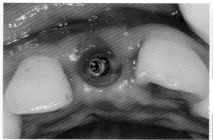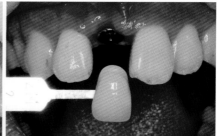

图8.31　取聚醚模型，比色。

2.4 修复体试戴及粘接

利用定位器将11基台转移至口内戴入，加力35N固位基台，试11全冠，调整邻接及咬合，患者满意最终美观效果。抛光，消毒，去除多余粘

接剂，粘接固位全瓷冠，保证修复体稳定预后。完成11戴牙后，制作硅橡胶导板，树脂修复21切端缺损（图8.32~图8.34）。

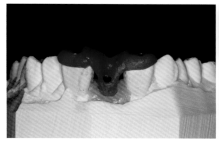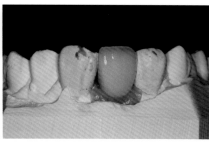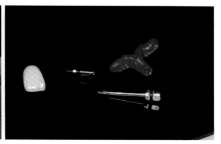

图8.32 最终修复体。

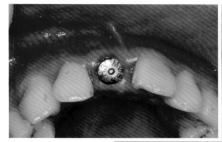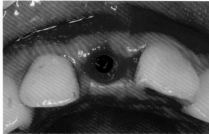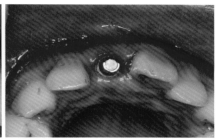

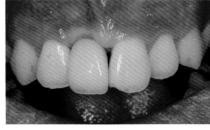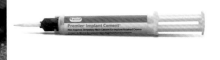

图8.33 戴牙后当天。

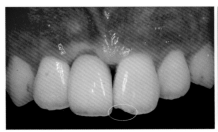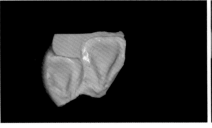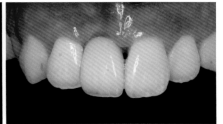

图8.34 树脂修复21切端缺损。

3. 随访及维护

告知患者戴牙后注意事项，再次进行口腔卫生宣教，嘱定期复诊（图8.35～图8.38）。

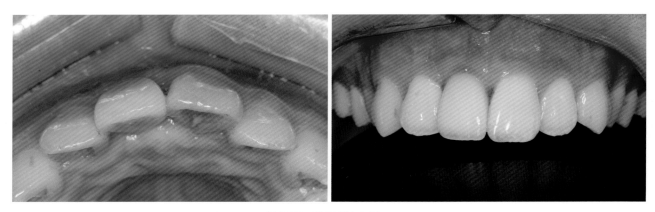

图8.35 戴牙后3个月。

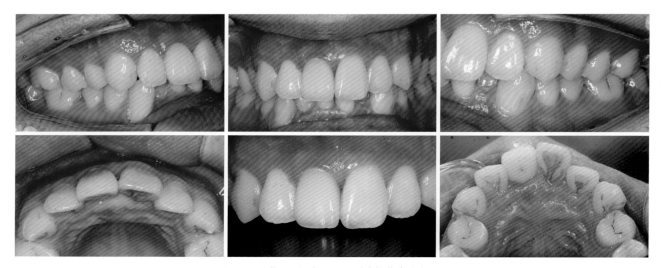

图8.36 戴牙后1年，11唇侧丰满度良好。

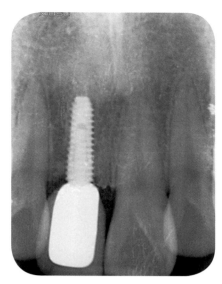

图8.37　戴牙后1年X线片显示骨水平稳定。

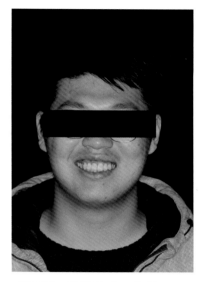

图8.38　戴牙后1年口外照。

讨论

牙槽嵴保存术的应用

本病例患者唇侧骨板完全缺失且根尖大面积暗影，在拔牙并彻底搔刮牙槽窝后，为给患者种植体提供更好的骨量，选择了为患者进行牙槽嵴保存术。不足之处在于，种植时仍然发现本病例的唇侧骨板有塌陷，原因可能为牙槽嵴保存时未进行唇侧生物膜的覆盖以更好抵挡软组织的生长。

GBR术中钛网的应用

GBR是种植手术过程中有效的骨增量手术方式之一，GBR成骨重要的原理是利用膜结构隔离影响成骨的上皮细胞、结缔组织细胞，而不影响间充质干细胞和成骨细胞移植至此空间促进成骨，该屏障作用最初由Hurley等提出[1]。另外，屏障膜还必须创造足够的植骨空间，维持空间大小不受外力影响，维持该位置凝血块稳定不动。综合来说，GBR术中所用材料膜必须满足以下条件：

（1）生物相容性。

（2）屏障作用。

（3）维持植骨空间。

（4）术中易于操作，易于成形。

（5）可吸收膜的降解率满足成骨的要求[2]。

GBR同期行种植手术时，对于颊侧种植体暴露的骨缺损，术后6～7个月复查，用不可吸收膜的成骨效果（98%的骨缺损成骨）好于可吸收膜（89%的骨缺损成骨）[3]，也就是说，对于水平方向骨缺损较大的患者，不可吸收膜（如聚四氟乙烯膜、钛网）成骨效果更佳。然而也有文章报道，对于水平向骨缺损，可吸收膜与不可吸收膜成骨效果相当[4]。对于垂直方向的骨增量，有研究表明，不可吸收膜（如钛增强型聚四氟乙烯膜、钛网）牙槽嵴边缘垂直向骨增量程度最大可达7mm，平均5mm，效果好于可吸收膜[4]，这可能与可吸收膜空间维持能力较差有关。

钛网是不可吸收膜的一种，具有良好的空间维持性能，尤其是对于不利型骨缺损，可以有效防止术区软组织塌陷，将移植的骨粉或自体骨牢牢固定于此。然而需要说明的是，本病例中的钛网由于有孔，软组织仍有机会长入，因此，需要在钛网表面覆盖另一层可吸收膜来保证更好的成骨效果。

钛网在GBR中应用，最大缺点就是钛网暴露，平均暴露率为16.1%，但钛网暴露患者中仅有20%需要取出，大部分情况下在利用氯己定凝胶等药物防止术区感染即可[5]。即使钛网暴露，钛网空隙结构的存在不会影响下方植骨区的血供，所以在控制好口腔卫生的情况下，防止感染，钛网暴露对成骨效果影响较小[6-7]。钛网使用的另一缺点就是，需要二次手术取出，给患者带来不便。

在此病例中，种植体植入后颊侧骨缺损较大，种植体暴露，采用钛网可获得有效的骨增量效果。且本病例中，为避免钛网后期暴露，我们做了很多努力：第一，术中充分减张，保证无张力缝合及愈合；第二，钛网颊侧覆盖的可吸收胶原膜，因其较好的生物相容性，有文献报道称可有效降低钛网暴露的可能性[7-8]；第三，选择可以和种植体相连的个性化钛网成形，并可利用愈合基台固定钛网，减少钛网在术后愈合过程中的动

度，减少暴露且促进成骨，最终取得了令人满意的结果。

（撒悦）

参考文献

[1] Hurley LA, Stinchfield FE, Bassett AL, et al. The role of soft tissues in osteogenesis. An experimental study of canine spine fusions[J]. J Bone Joint Surg Am, 1959, 41-A:1243-1254.

[2] Soldatos NK, Stylianou P, Koidou VP, et al. Limitations and options using resorbable versus nonresorbable membranes for successful guided bone regeneration[J]. Quintessence Int, 2017, 48(2):131-147.

[3] Simion M, Scarano A, Gionso L, et al. Guided bone regeneration using resorbable and nonresorbable membranes: a comparative histologic study in humans[J]. Int J Oral Maxillofac Implants, 1996, 11(6):735-742.

[4] Hämmerle CH, Jung RE. Bone augmentation by means of barrier membranes[J]. Periodontol 2000, 2003, 33:36-53.

[5] Rasia-dal Polo M, Poli PP, Rancitelli D, et al. Alveolar ridge reconstruction with titanium meshes: a systematic review of the literature[J]. Med Oral Patol Oral Cir Bucal, 2014, 19(6):e639-e646.

[6] Her S, Kang T, Fien MJ. Titanium mesh as an alternative to a membrane for ridge augmentation[J]. J Oral Maxillofac Surg, 2012, 70(4):803-810.

[7] von Arx T, Wallkamm B, Hardt N. Localized ridge augmentation using a micro titanium mesh: a report on 27 implants followed from 1 to 3 years after functional loading[J]. Clin Oral Implants Res, 1998, 9(2):123-130.

[8] Degidi M, Scarano A, Piattelli A. Regeneration of the alveolar crest using titanium micromesh with autologous bone and a resorbable membrane[J]. J Oral Implantol, 2003, 29(2):86-90.

【病例分享3】
单颗前牙应用可吸收膜行牙槽骨重建后的延期种植病例一例
Ridge augmentation using resorbable membrane and DIP

前言

在前牙区种植修复，不仅要恢复功能，更要关注过程及最终的修复效果。近年来，骨引导再生技术在临床骨缺损种植方面得到广泛应用，大大提高种植成功率，扩大种植适应证，对修复效果及种植体周围软组织状态起到积极的作用。

初诊情况

患者基本信息

性别：女
年龄：38岁
职业：公司文员

主诉

左侧上颌门牙拔除1个月，要求种植修复。

现病史

患者5年前在外院行烤瓷冠修复（具体信息不详），1个月前因牙齿松动在诊所拔除，为求诊治，来诊。

既往史

1. 系统病史
否认系统病史。
2. 牙科病史（表8.5）
3. 个人社会史
患者不吸烟，不嗜酒。

家族史

无特殊。

表8.5　牙科病史调查表

牙周病史	□是 √否	正畸治疗史	□是 √否
修复治疗史	√是 □否	口腔外科治疗史	√是 □否
牙体牙髓治疗史	√是 □否	颞下颌关节治疗史	□是 √否
磨牙症	□是 √否	口腔黏膜治疗史	□是 √否
其他	无特殊		

口腔检查（图8.39和图8.40）

口腔卫生良，11拔牙窝愈合良好，牙龈无炎症，轮廓轻微塌陷。21为烤瓷冠，牙冠边缘暴露，11与21牙龈平齐。牙龈生物型为薄龈型，唇侧龈缘中点平齐于邻牙唇侧龈缘中点连线。咬合关系正常，开口度佳。

影像学检查

CBCT示：

11及21根尖部位有大面积低密度影像，唇侧骨板部分缺失，21根管内有高密度充填影像（图8.41）。

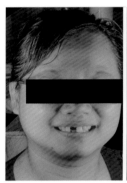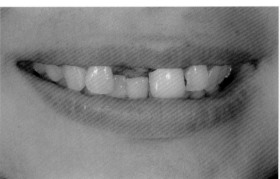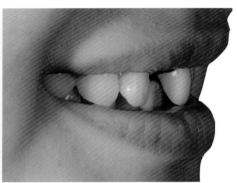

图8.39　术前口外照。

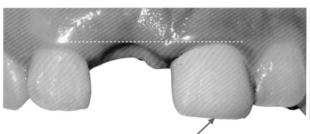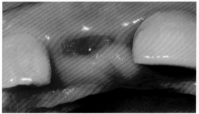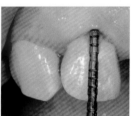

图8.40　术前口内照。

主要诊断

1. 牙列缺损。
2. 根尖囊肿。

治疗计划

1. 术前评估（表8.6～表8.9）

1.1　美学自评

患者对现有缺牙情况不满意，严重影响美观及发音。

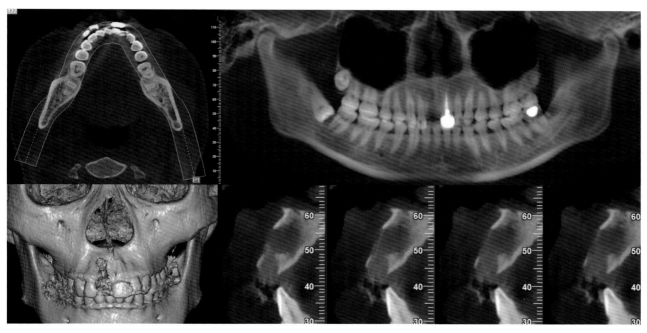

图8.41　术前CBCT。

表8.6　面部分析

■正面观	
水平关系	瞳孔连线vs水平线　√平行　□右倾斜　□左倾斜 口角连线vs水平线　√平行　□右倾斜　□左倾斜
垂直关系	面中线　√居中　□　右偏斜　□　左偏斜
面部比例	面部1/3的比例基本相等
■侧面观	
侧面型	√正常　□凸面型　□凹面型
E线	上下唇位于E线后
唇形	□厚　　√中等　□薄

1.2　患者的要求与期望

患者不接受缺牙期，希望尽快恢复前牙美观，尽量使用临时修复体过渡，并希望修复后能获得长期稳定的疗效。

2. 制订治疗计划

根据上述检查结果，拟订可选治疗方案如下：

方案一：11行种植体植入，同期GBR重建缺损牙槽嵴，延期修复；12行根管治疗，12、21视情况进行更换全瓷冠。

方案二：11先进行位点保存重建缺损牙槽嵴，6个月后再进行种植体植入，延期修复；12行根管治疗，12、21视情况更换全瓷冠。

图8.7　唇齿分析

息止颌位时牙齿暴露		切缘曲线与下唇关系	
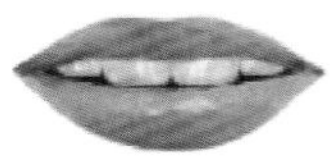	上颌4mm 下颌1mm	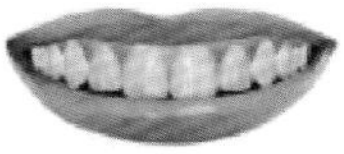	圆凸型
笑线		微笑宽度与牙齿暴露量	
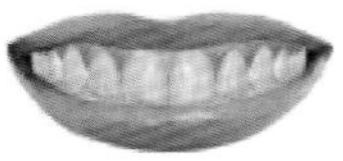	低位	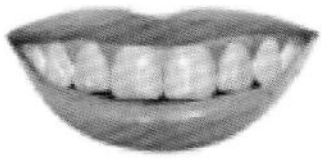	8~10颗
唇廊		上中切牙中间线与面中线的关系	
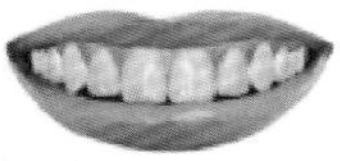	正常	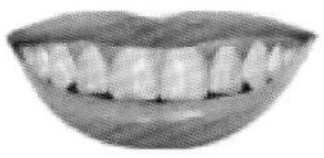	居中
𬌗平面与口角连线的关系			
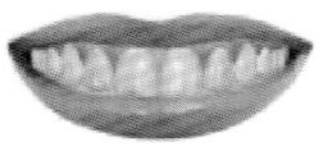	平行		

表8.8　种植治疗整体风险评估

全身状态	免疫性疾病	□ 是　√ 否
	不可控制的糖尿病	□ 是　√ 否
	服用类固醇类药物	□ 是　√ 否
牙周情况	进行性牙周病	□ 是　√ 否
	顽固性牙周病	□ 是　√ 否
	遗传倾向	□ 是　√ 否
口腔卫生	菌斑	√ 是　□ 否
	牙石	□ 是　√ 否
咬合情况	磨牙症	□ 是　√ 否

　　向患者交代病情及可选治疗方案，同时告知患者相应的治疗程序、可能出现的并发症、预后、费用、治疗过程中及治疗结束后所需的维护及预防等相关问题，患者知情同意，选择方案二。

表8.9　种植美学风险评估

风险因素	低	中	高
健康状况	健康，免疫功能正常		免疫功能低下
吸烟习惯	不吸烟	少量吸烟（＜10支/天）	大量吸烟（＞10支/天）
患者美学期望值	低	中	高
笑线	低位	中位	高位
牙龈生物型	低弧线，厚龈生物型	中弧线，中厚龈生物型	高弧线，薄龈生物型
牙冠形态	方圆形	卵圆形	尖圆形
位点感染情况	无	慢性	急性
邻牙牙槽嵴高度	到接触点＜5mm	到接触点5.5~6.5mm	到接触点＞7mm
邻牙修复状态	无修复体		有修复体
缺牙间隙的宽度	单颗牙＞7mm	单颗牙＜7mm	2颗牙或2颗牙以上
软组织解剖	软组织完整		软组织缺损
牙槽嵴解剖	无骨缺损	水平向骨缺损	垂直向骨缺损

具体治疗计划

1. 口腔卫生宣教。
2. 全口龈上洁治。
3. 11行位点保存重建缺损牙槽嵴。
4. 延期种植。
5. 待软硬组织稳定后行永久修复。
6. 定期随访、维护。

具体治疗步骤

1. 牙周治疗

1.1　口腔健康指导：口腔卫生宣教及指导。

1.2　牙周基础治疗：全口牙周洁治，控制菌斑。

2. 种植治疗

2.1　11行位点保存重建缺损牙槽嵴

告知患者术中及术后注意事项及可能的并发症，患者知情同意，签署知情同意书。口内外消毒。

A：Alveolar Socket Management，拔牙窝的处理原则：

局麻下进行"梯形"瓣设计，翻瓣后仔细搔刮拔牙窝，清理残余肉芽组织，并用大号球钻清理拔牙窝内感染的骨壁，庆大霉素+甲硝唑冲洗拔牙窝。窝洞内填入Bio-Oss® Collagen，在间隙内再填入Bio-Oss®骨粉，最外层放置Bio-Gide®可吸收胶原膜，减张缝合（图8.42）。

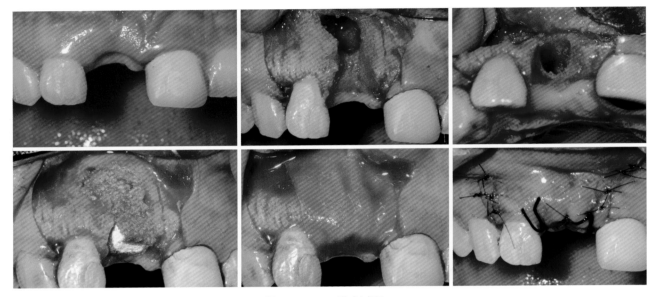

图8.42　GBR手术过程。

2.2　种植一期手术

B：Bony Housing Management，骨弓轮廓的处理原则：

骨增量手术6个月后拍摄CBCT，提示成骨良好。必兰局麻下，做"梯形"瓣，翻瓣后以修复为导向进行种植体的植入，种植体唇侧颈部有1～2mm的暴露，使用骨刮刀在邻近骨面刮取自体骨屑，并将其覆盖在种植体表面，外侧覆盖一层低替代率的Bio-Oss®骨粉，最外侧放置Bio-Gide®可吸收胶原膜＋CGF膜，减张缝合。

将21烤瓷冠拆除并利用其作为基牙制作单端固定桥，进行临时修复并固定稳定伤口（图8.43～图8.47）。

2.3　二期手术

C：Consideration of Soft Tissue Augmentation，软组织增量的考量原则：

种植4个月后，牙龈组织健康，牙龈轮廓和对侧天然牙保持协调，故不需要额外的软组织增量手术，采用CO_2激光进行种植体暴露（图8.48和图8.49）。

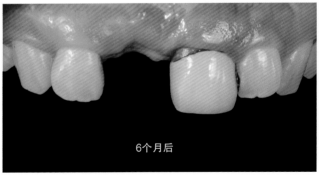
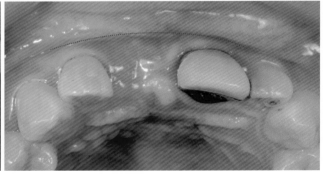

6个月后

图8.43　GBR术后6个月，11外形轮廓保持与邻牙一致。

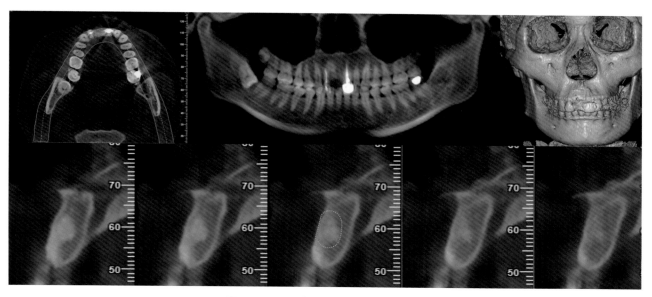

图8.44 GBR术后6个月，成骨良好。

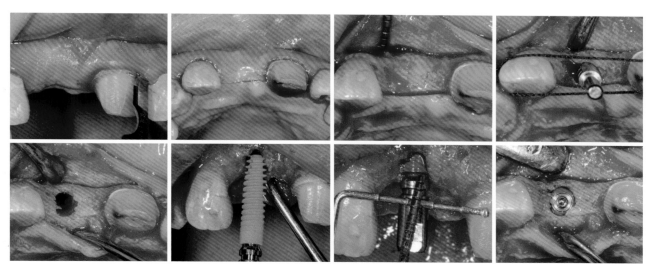

图8.45 植入种植体Ankylos Φ3.5mm×11.5mm。

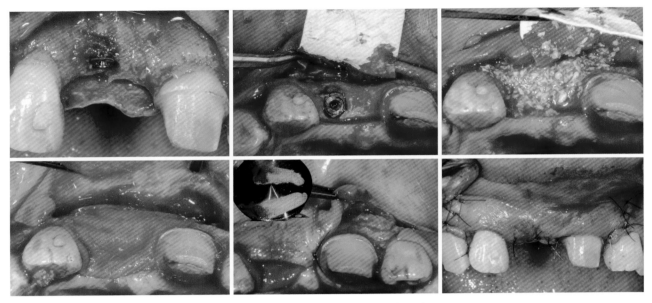

图8.46　植入骨粉，覆盖骨膜，严密缝合。

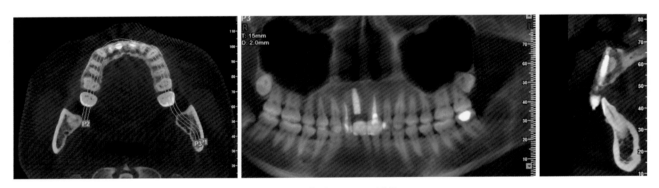

图8.47　一期术后CBCT影像。

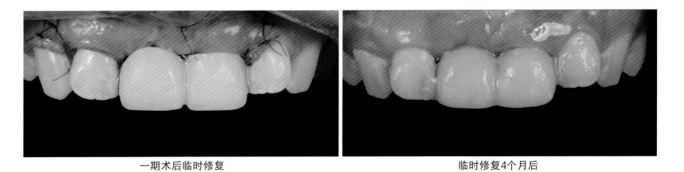

一期术后临时修复　　　　　　　　　　　　　　临时修复4个月后

图8.48　临时修复。

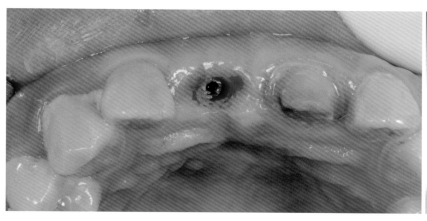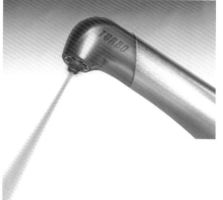

图8.49 使用CO_2激光暴露种植体。

D：Design & Delivery of the Prosthesis，修复体的设计和戴牙原则：

通过CAD/CAM制作种植体支持式临时修复体

进行牙龈塑形。期间对临时修复体进行调改，引导牙龈塑形（图8.50～图8.52）。

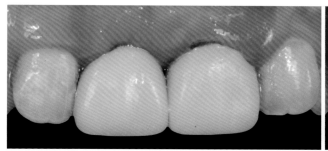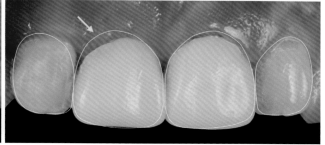

图8.50 通过CAD/CAM制作种植体支持式临时修复体，通过DSD软件设计需要调整的临时修复体外形。

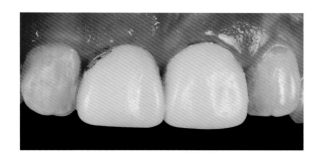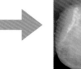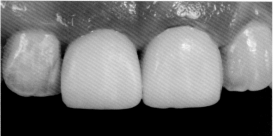

图8.51 调改临时修复体外形。

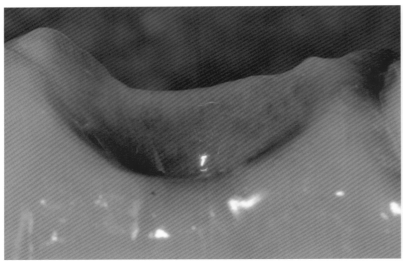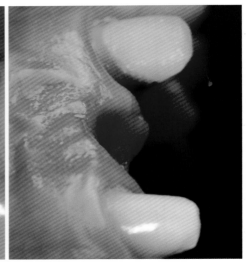

图8.52 获得健康的牙龈过渡带。

2.4 制取终印模，制作最终修复体

个性化印模：口外采用GC自凝塑料复制种植体支持式临时修复体穿龈部分形态，制作个性化

取模柱，通过个性化的印模技术准确地转移种植体位置关系以及口内牙龈的穿龈形态到工作模型上（图8.53和图8.54）。

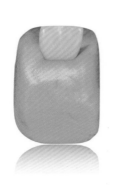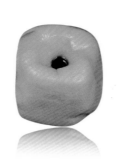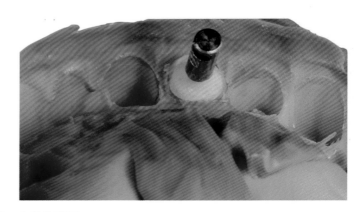

图8.53 个性化印模。

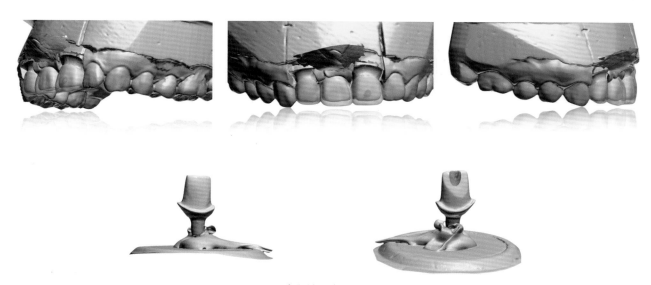

图8.54 设计个性化穿龈轮廓的基台。

2.5 修复体试戴及粘接

本病例中采用粘接固位。为避免粘接剂的残留，使用3D打印技术打印一个最终基台的形态

复制品，在口外预粘接，将多余的粘接剂排出，从而最终粘接，咬合调整，抛光（图8.55～图8.58）。

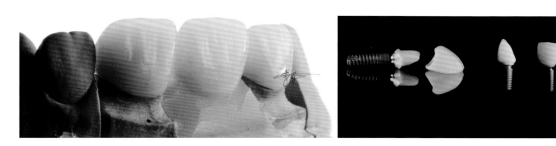

图8.55 最终修复体。

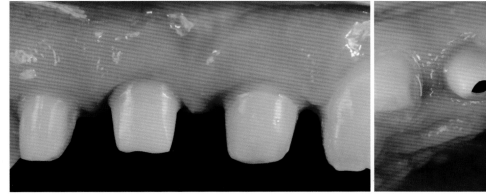

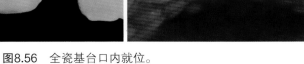

图8.56 全瓷基台口内就位。

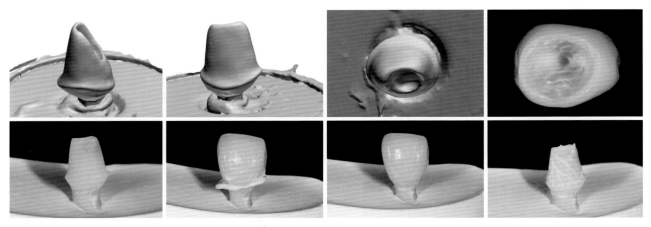

图8.57 使用3D打印技术将最终基台的形态另外打印一个复制品，在口外行预粘接，将多余的粘接剂排出。

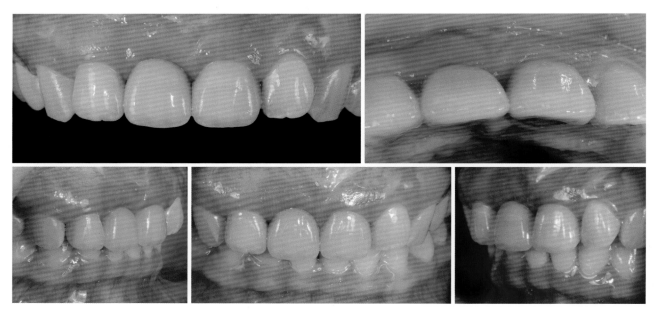

图8.58 戴牙。

3. 随诊及维护

患者最终戴牙后6个月复查，菌斑控制良好，探诊无深牙周袋及出血，唇侧丰满度可，种植牙周软组织与邻牙健康，种植牙冠近远中龈乳头充盈；唇侧龈缘高度稳定并与邻牙协调一致，美学效果良好。影像片显示种植体骨结合良好，骨水平维持在稳定的状态，无明显吸收（图8.59~图

8.61）。

患者在骨增量14个月后完成永久修复，种植体与骨组织整合良好，牙龈形态色泽均正常，龈乳头充盈修复体邻间隙，牙龈龈缘维持在稳定的水平。6个月后复查软硬组织稳定。外观笑容美观协调，患者满意度高。影像片检查显示种植体形成了良好的骨结合，牙槽骨维持在稳定的水平。

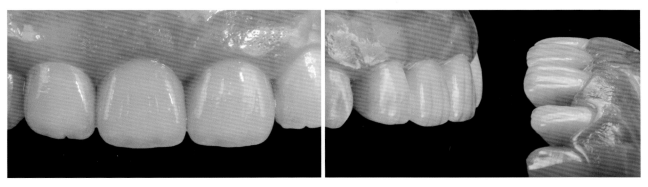

图8.59 6个月后复查。

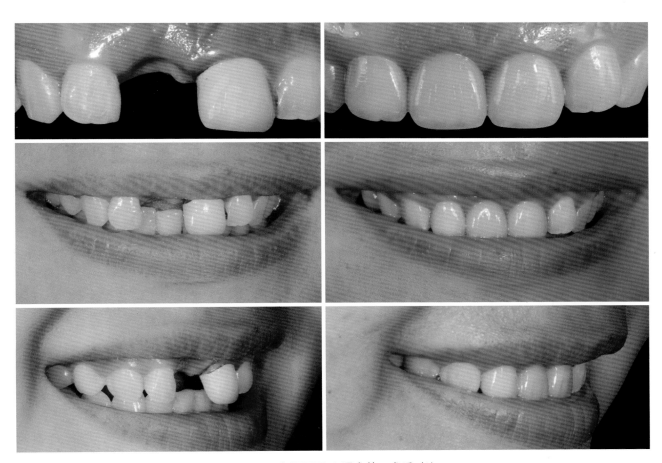

图8.60 口内及面下1/3照术前、术后对比。

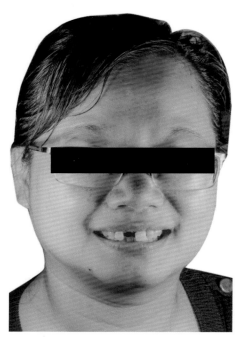 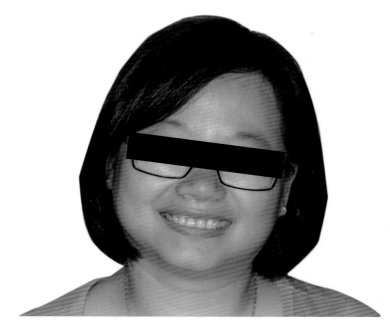

图8.61 口外照术前、术后对比。

讨论

拔牙窝软硬组织的生理变化往往是难以精确估计的，这将给即刻种植的长期稳定带来难以预测的效果[1]。有研究表明，即刻种植并不能延缓拔牙后牙槽骨的三维改建[2]。本病例中，患者为薄龈生物型并且唇侧骨板有缺失，故而采用即刻种植风险很大。基于此，本病例采用分期种植的方式，首先进行牙槽嵴的重建，待骨稳定后再按照以修复为导向进行种植体的植入，为后面的美学效果的实现提供了良好的基础。

该病例患者为低笑线，龈缘与邻牙平齐，没有发生明显软组织退缩。该病例采用三明治植骨法：最里面一层放置自体骨，中间一层为低替代率的骨移植材料，最外一层覆盖可吸收生物膜。这种技术的优点在于，最内层的自体骨具有骨诱导性，它能诱导成骨细胞往种植体表面迁移，从

而转化成骨细胞，加速形成骨结合，同时中间层的低替代骨移植材料又能维持良好的轮廓，尤其是在前牙美学区具有重要的意义，最外层的可吸收生物膜起屏障作用，将上皮样细胞隔离开来，从而为内层的骨改建提供空间。

在GBR中我们利用了浓缩生长因子（Concentrated Growth Factors, CGF）制备黏性骨。CGF由Sacco首先研发，通过抽取静脉血，使其在2400～2700rpm下分离制备，其制备过程中无须添加任何化学或过敏性添加剂，因此具有优异的生物相容性。CGF作用的发挥有赖于其高浓度的各类生长因子，制备CGF过程中特殊的变速离心使得血小板被激活，其中的血小板α颗粒释放出各种生长因子，主要包括血小板衍生生长因子、转移生长因子-β、类胰岛素生长因子、血管内皮生长因子、表皮生长因子以及成纤维细胞生长因子、骨形成蛋白等，它们能促进细胞增

殖、基质合成和血管生成[3]。在临床上，我们也观察到了CGF对软组织的愈合的促进作用，减少患者术后不良反应。

美学区种植应首选螺丝固位的修复方式，但由于部分中国人上颌前牙区的牙槽骨通常具有骨性凹陷，通过舌隆突进行螺丝固位修复的种植位点可能会导致种植体侧穿，因此很多时候为了兼顾种植体的骨结合会选择粘接固位，而粘接固位的难点在于如何去除粘接剂。本病例采用个性化的预粘接棒，在最终粘接之前利用预粘接棒将牙冠内多余的粘接剂排挤出去，从而避免粘接剂残留龈沟而导致种植体周围炎。临床上这种方式与常规直接粘接相比，粘接力无明显差异。综上所述，在严格选择适应证、精细临床操作及患者积极保持口腔卫生的情况下，上颌单颗前牙严重的骨缺损可以先通过位点保存术进行牙槽嵴扩增，进而进行分阶段种植，最终可获得较满意的美学效果。

（李军）

参考文献

[1] Chen ST, Wilson TG Jr, Hammerle CH. Immediate or early placement of implants following tooth extraction: review of biologic basis, clinical procedures, and outcomes[J]. Int J Oral Maxillofac Implants, 2004, 19(Suppl):12–25.

[2] Araújo M, Sukekava F, Wennstrom J, et al. Ridge alterations following implant placement in fresh extraction socket: an experimental study in the dog[J]. J Clin Periodontol, 2005, 32:645–652.

[3] Yu B, Wang Z. Effect of concentrated growth factors on beagle periodontal ligament stem cells in vitro [J]. Mol Med Rep, 2014, 9(1):235–242.

【病例分享4】
美学区多学科联合修复单颗缺失牙病例1

Multidisciplinary treatment for single tooth loss in the aesthetic zone-case 1

本病例为上颌美学区单颗前牙正畸+种植联合修复病例。患者左上前牙因外伤拔除2年余，未修复，影响美观，今来我院求诊。患者美学期望值中等。

初诊情况

患者基本信息

性别：男

年龄：19岁

职业：学生

主诉

上前牙缺失2年余。

现病史

患者左上前牙因外伤拔除2年余，未修复，影响美观，今来我院求诊。

既往史

1. 系统病史

否认系统病史。

2. 牙科病史（表8.10）

3. 个人社会史

患者不吸烟，不嗜酒。

家族史

无特殊。

表8.10 牙科病史调查表

牙周病史	□ 是 √ 否	正畸治疗史	□ 是 √ 否
修复治疗史	□ 是 √ 否	口腔外科治疗史	□ 是 √ 否
牙体牙髓治疗史	□ 是 √ 否	颞下颌关节治疗史	□ 是 √ 否
磨牙症	□ 是 √ 否	口腔黏膜治疗史	□ 是 √ 否
其他	无特殊		

口腔检查（图8.62和图8.63）

1. 口外检查

1.1 颌面部检查

面部比例协调，直面型，面部肤色正常。

1.2 颞下颌关节区检查

双侧关节活动度较对称，无疼痛及偏斜，开口型无偏斜，肌肉无压痛，开口度正常。

2. 口内检查

2.1 牙列检查

21缺失，近远中间隙较窄，11唇倾。前牙深覆𬌗，深覆盖，全口牙牙列不齐。牙体形态为卵圆形，中厚龈生物型。

2.2 口内一般情况检查

口内一般情况：菌斑（√）；牙石（×）；口臭（×）；溃疡/红肿/脓肿（×）。

影像学检查（图8.64）

CBCT示：

21缺失，唇舌向厚度约为5.5mm，高度13mm左右。

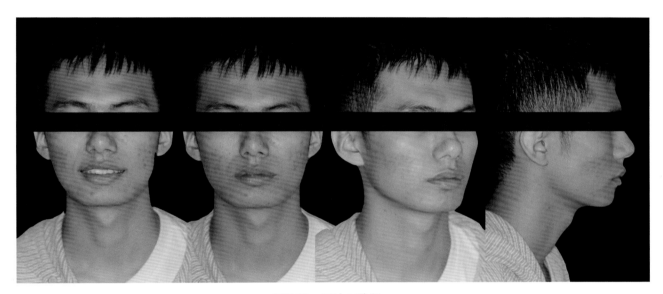

图8.62 初诊口外照。

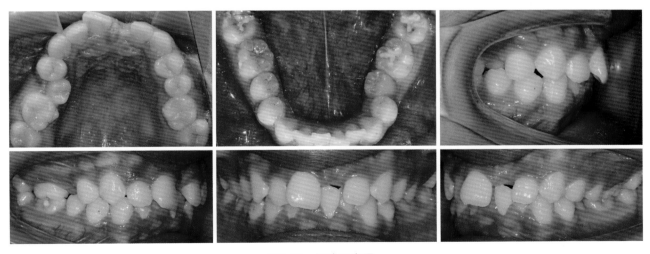

图8.63 初诊口内照。

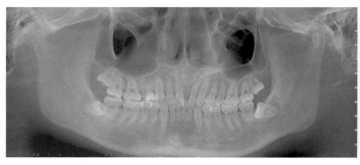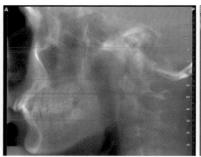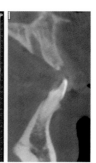

图8.64 术前CBCT。

主要诊断

1. 牙列缺损。
2. 安氏Ⅱ类1分类。
3. 骨性Ⅰ类错𬌗。
4. 牙列拥挤Ⅰ～Ⅱ度。

治疗计划

1. 术前评估（图8.65和图8.66；表8.11～表8.14）

1.1 美学自评

21缺失，影响美观及发音，想要尽快恢复。

1.2 患者的要求与期望

患者接受短期缺牙期，希望尽快恢复前牙美观，并希望修复后能获得长期稳定的疗效。

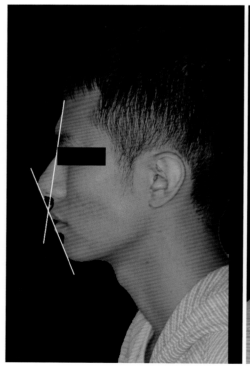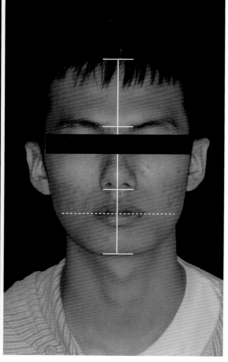

图8.65 治疗前面部分析。

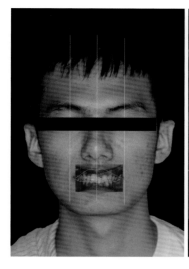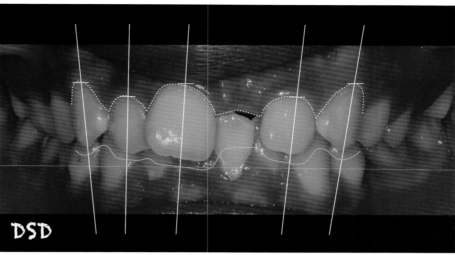

图8.66 DSD。

表8.11 面部分析

■正面观	
水平关系	瞳孔连线vs水平线 √平行 □右倾斜 □左倾斜 口角连线vs水平线 √平行 □右倾斜 □左倾斜
垂直关系	面中线 √居中 □ 右偏斜 □ 左偏斜
面部比例	面部1/3的比例基本相等
■侧面观	
侧面型	√正常 □凸面型 □凹面型
E线	上下唇位于E线后
唇形	√厚 □中等 □薄

表8.12 种植治疗整体风险评估

全身状态	免疫性疾病	□是 √否
	不可控制的糖尿病	□是 √否
	服用类固醇类药物	□是 √否
牙周情况	进行性牙周病	□是 √否
	顽固性牙周病	□是 √否
	遗传倾向	□是 √否
口腔卫生	菌斑	√是 □否
	牙石	□是 √否
咬合情况	磨牙症	□是 √否

表8.13 种植美学风险评估

风险因素	低	中	高
健康状况	健康，免疫功能正常		免疫功能低下
吸烟习惯	不吸烟	少量吸烟（＜10支/天）	大量吸烟（＞10支/天）
患者美学期望值	低	中	高
笑线	低位	中位	高位
牙龈生物型	低弧线，厚龈生物型	中弧线，中厚龈生物型	高弧线，薄龈生物型
牙冠形态	方圆形	卵圆形	尖圆形
位点感染情况	无	慢性	急性
邻牙牙槽嵴高度	到接触点＜5mm	到接触点5.5~6.5mm	到接触点＞7mm
邻牙修复状态	无修复体		有修复体
缺牙间隙的宽度	单颗牙＞7mm	单颗牙＜7mm	2颗牙或2颗牙以上
软组织解剖	软组织完整		软组织缺损
牙槽嵴解剖	无骨缺损	水平向骨缺损	垂直向骨缺损

表8.14 外科SAC分类评估

因素		评估	备注
全身因素	全身禁忌证	无	
	吸烟	无	
	发育因素	无	
位点因素	骨量	不充足	
	解剖风险	低	
	美学风险	高	低笑线，美学期望中等
	复杂程度	高	正畸治疗，延期种植，辅助性骨增量
	并发症风险	高	牙龈退缩，骨增量效果不理想
	负荷方案	延期种植，即刻负荷?	
	SAC分类	高度复杂	

2. 制订治疗计划

根据上述检查结果，拟订可选治疗方案如下：

方案一：正畸治疗+21延期种植。

方案二：21可摘局部义齿修复。

方案三：11、21、22固定桥修复。

向患者交代病情及可选治疗方案，同时告知患者相应的治疗程序、可能出现的并发症、预后、费用、治疗过程中及治疗结束后所需的维护及预防等相关问题，患者知情同意，选择方案一。

具体治疗计划

1. 口腔卫生宣教。

2. 全口龈上龈下洁治。

3. 正畸治疗。

4. 延期种植+即刻修复。

5. 软组织基本稳定后行永久修复。

6. 定期随访、维护。

具体治疗步骤

1. 牙周治疗

1.1　口腔健康指导：口腔卫生宣教及指导。

1.2　牙周基础治疗：全口牙周洁治，控制菌斑。

2. 正畸治疗

全口牙进行排列及咬合调整（图8.67）。

3. 种植治疗

正畸治疗完成后，种植术前见牙齿排列整齐，对患者进行DSD美学分析，可见21所需近远中修复空间足够，唇侧轮廓塌陷（图8.68～图8.71）。

3.1　种植一期手术

告知患者术中及术后注意事项及可能的并发症，患者知情同意，签署知情同意书。口内外消毒。

A：Alveolar Socket Management，拔牙窝的处理原则：

因21为延期种植，拔牙窝已愈合，术前口内检查见21唇侧轮廓凹陷。术中局麻下切开翻全厚瓣，清理表面骨膜，暴露骨面。先锋钻定位，标志杆指示植入方向及深度无误后，逐级备洞，植入Straumann® Roxolid® SLActive® Bone Level Implant Φ3.3mm×12mm种植体1颗，安装覆盖螺丝（图8.72）。

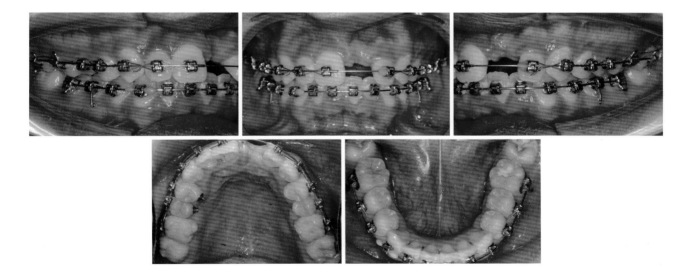

图8.67　正畸治疗。

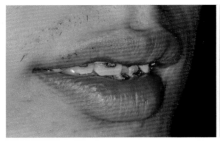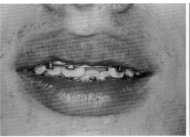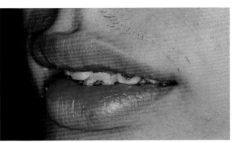

图8.68 种植术前。

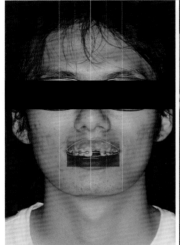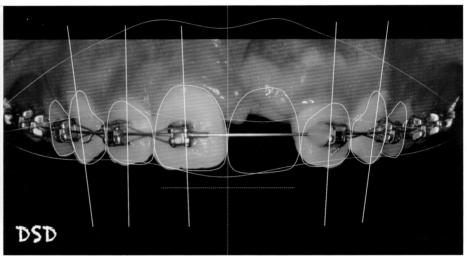

图8.69 种植术前DSD。

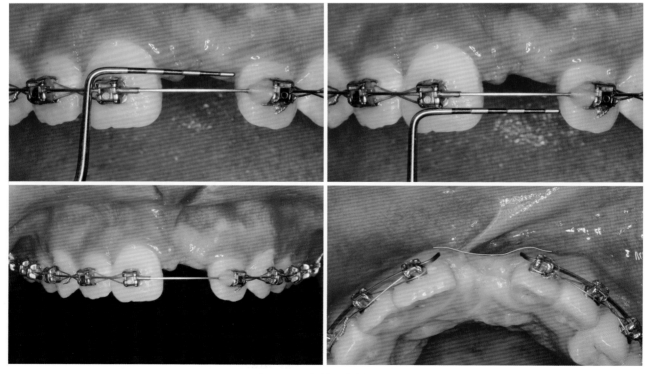

图8.70 术前口内检查。

图8.71 术前CBCT。

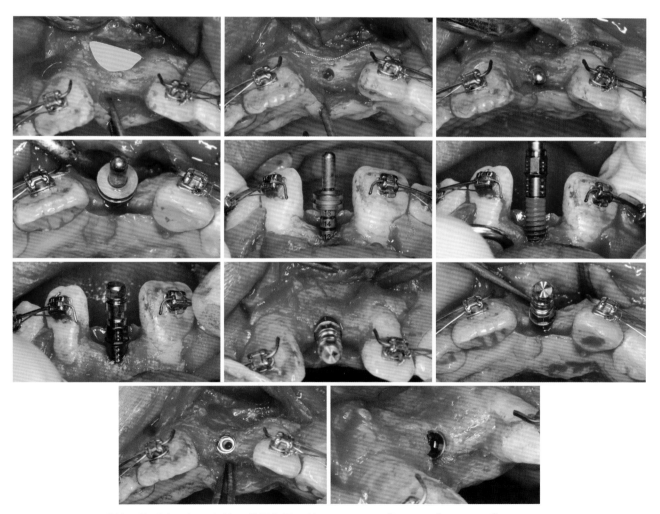

图8.72 种植一期手术：切开翻瓣、常规备洞，植入Straumann® Roxolid® SLActive® Bone Level Implant Φ3.3mm×12mm种植体1颗。

B：Bony Housing Management，骨弓轮廓的处理原则：

由于21唇侧骨板明显凹陷。因此在种植体植入后同期在种植体唇侧骨板制备滋养孔，植入小

颗粒低替代率的Bio-Oss®骨粉，覆盖Bio-Gide®可吸收胶原膜，恢复骨弓轮廓，充分减张后，严密缝合，封闭创口（图8.73和图8.74）。

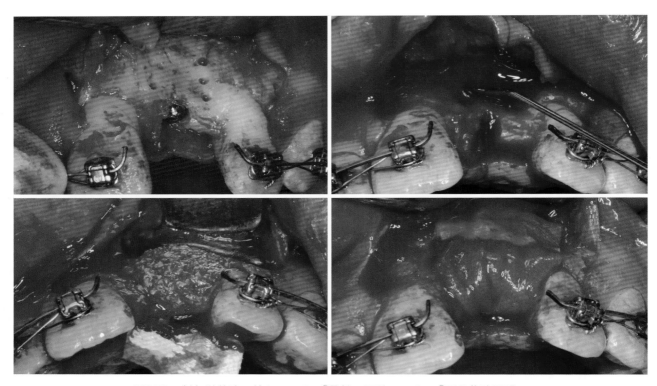

图8.73 制备滋养孔，植入Bio-Oss®骨粉，覆盖Bio-Gide®可吸收胶原膜。

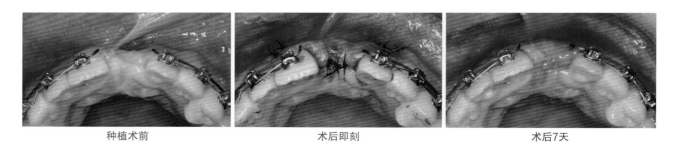

种植术前   术后即刻   术后7天

图8.74 种植一期术前、术后对比。

C：Consideration of Soft Tissue Augmentation，软组织增量的考量原则：

4个月后，待种植体与骨结合稳定，行二期手术。术中将21腭侧牙槽嵴顶软组织瓣通过潜行剥离翻折至唇侧，使唇侧轮廓丰满度更佳，将封闭螺丝更换为愈合基台，严密缝合，关闭创口（图8.75和图8.76）。

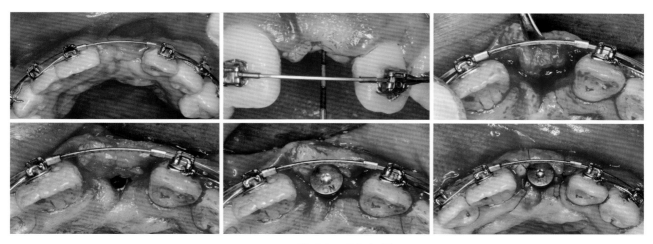

图8.75　二期手术：软组织增量。

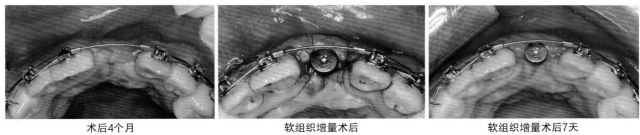

术后4个月　　　软组织增量术后　　　软组织增量术后7天

图8.76　二期术前、术后对比。

3.2　制作种植体支持式临时修复体

D：Design & Delivery of the Prosthesis，修复体的设计和戴牙原则：

美学区的种植修复，临时修复体恢复美观至关重要。因此，应考虑临时修复体的设计和戴入。21通过数字化取模制作种植临时修复体，首先通过口扫获取数字化印模，通过计算机去除正畸托槽，然后将11牙冠形态镜像翻转至21结合CT数据设计21临时修复体外形和穿龈形态，数字化制作21种植临时修复体，制作完成后，用15N的力螺丝固位21种植临时修复体，调整临时修复体咬合使咬合无接触（图8.77～图8.80）。

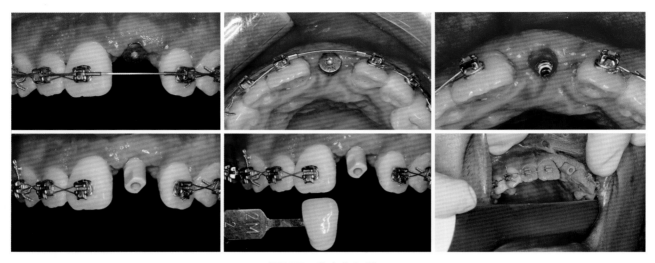

图8.77 数字化扫描。

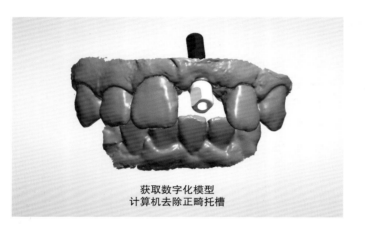

获取数字化模型
计算机去除正畸托槽

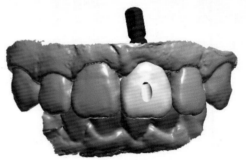

将11牙冠形态镜像翻转至21
结合CT数据设计穿龈形态

图8.78a 数字化设计制作21种植临时修复体1。

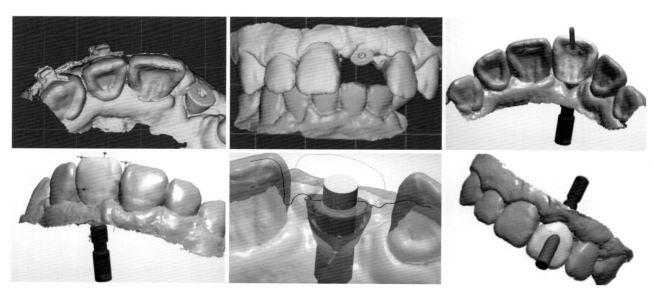

图8.78b 数字化设计制作21种植临时修复体2。

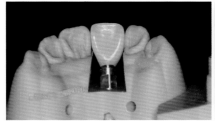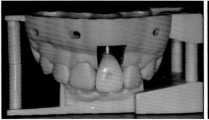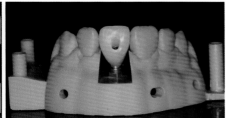

图8.79　种植临时修复体。

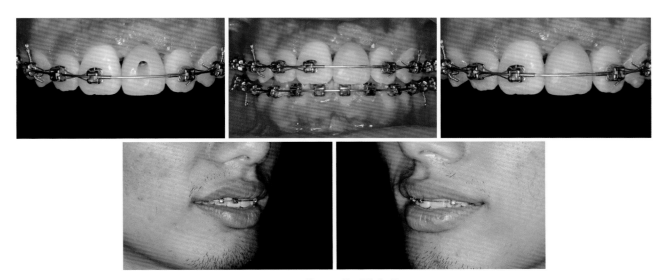

图8.80　戴入21临时修复体。

3.3　定期检查，评估种植体及牙龈情况

术后2周拆除缝线，定期复诊，监测牙龈恢复情况（图8.81）。

3.4　制取终印模，制作最终修复体

D：Design & Delivery of the Prosthesis，修复体的设计和戴牙原则：

21种植体周围软组织基本趋于稳定后拟行永久修复。取下21临时修复体，安装数字化转移杆，获取数字化模型，比色，拍摄比色照。制作最终修复体（钛基底氧化锆个性化基台、氧化锆全瓷冠，粘接固位）（图8.82和图8.83）。

3.5　修复体试戴及粘接

患者美观要求高，故最终选择钛基底全瓷基台及全瓷冠。

为尽量避免粘接剂的残留，21最终修复基台边缘应位于龈下1mm以内，将21修复基台以35N的力固位，试戴21全瓷冠，调整邻接及咬合，患者满意最终美观效果。抛光，消毒，去除多余粘接剂，粘接固位全瓷冠，保证修复体稳定预后（图8.84~图8.86）。

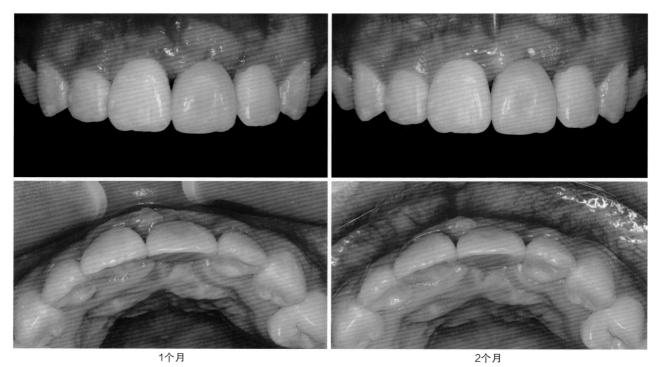

1个月   2个月

图8.81　术后临时修复体塑形牙龈，牙龈愈合良好，唇侧丰满度维持稳定。

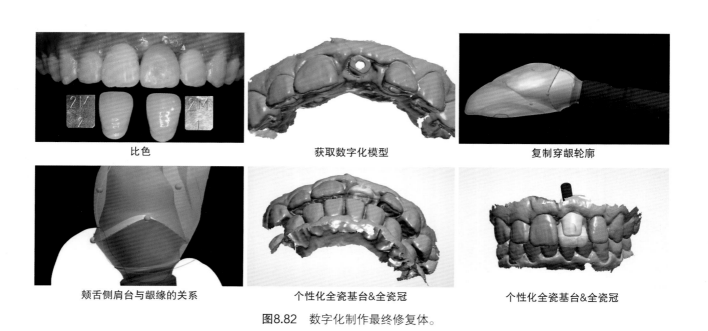

比色　　　　　　　　　获取数字化模型　　　　　　　复制穿龈轮廓

颊舌侧肩台与龈缘的关系　　　个性化全瓷基台&全瓷冠　　　个性化全瓷基台&全瓷冠

图8.82　数字化制作最终修复体。

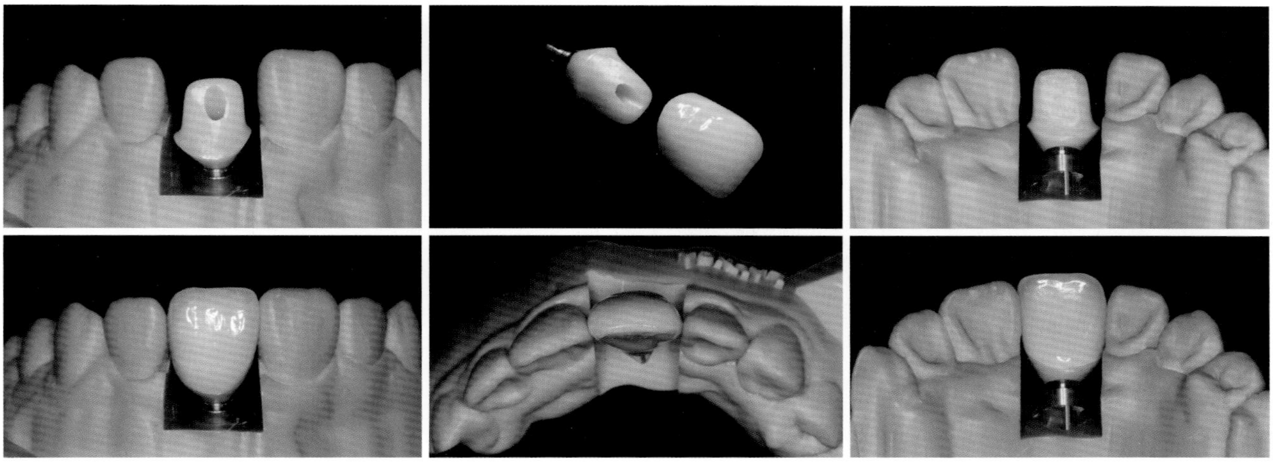

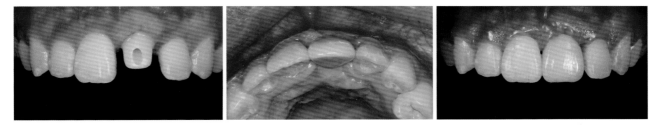

图8.83 氧化锆个性化基台+全瓷冠。

图8.84 氧化锆基台，粘接固位。

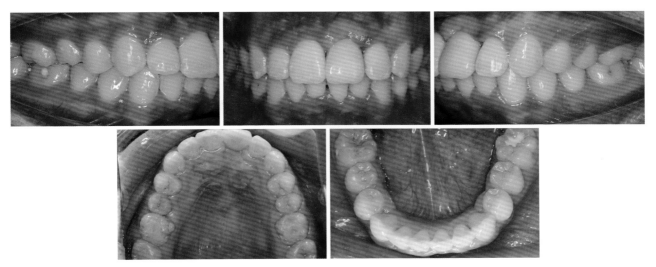

图8.85 戴牙后口内照。

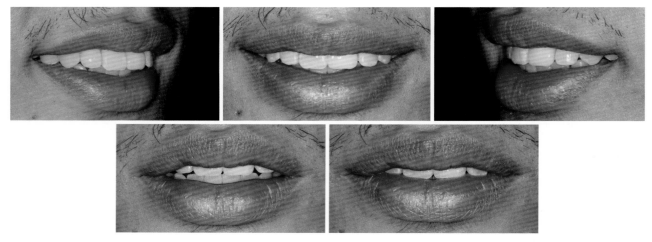

图8.86 戴牙后口外照。

4. 随访及维护

　　告知患者戴牙后注意事项，再次进行口腔卫生宣教，嘱定期复诊（图8.87~图8.90）。

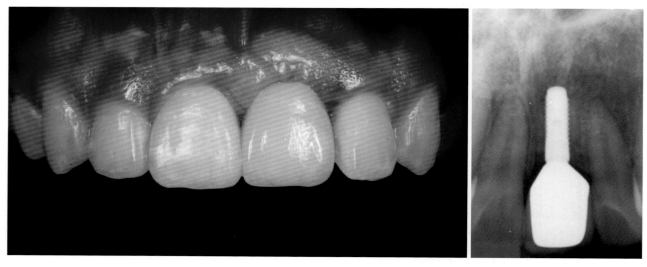

图8.87 1年后随访显示骨及牙龈软组织情况良好，唇侧丰满度良好，骨水平稳定。

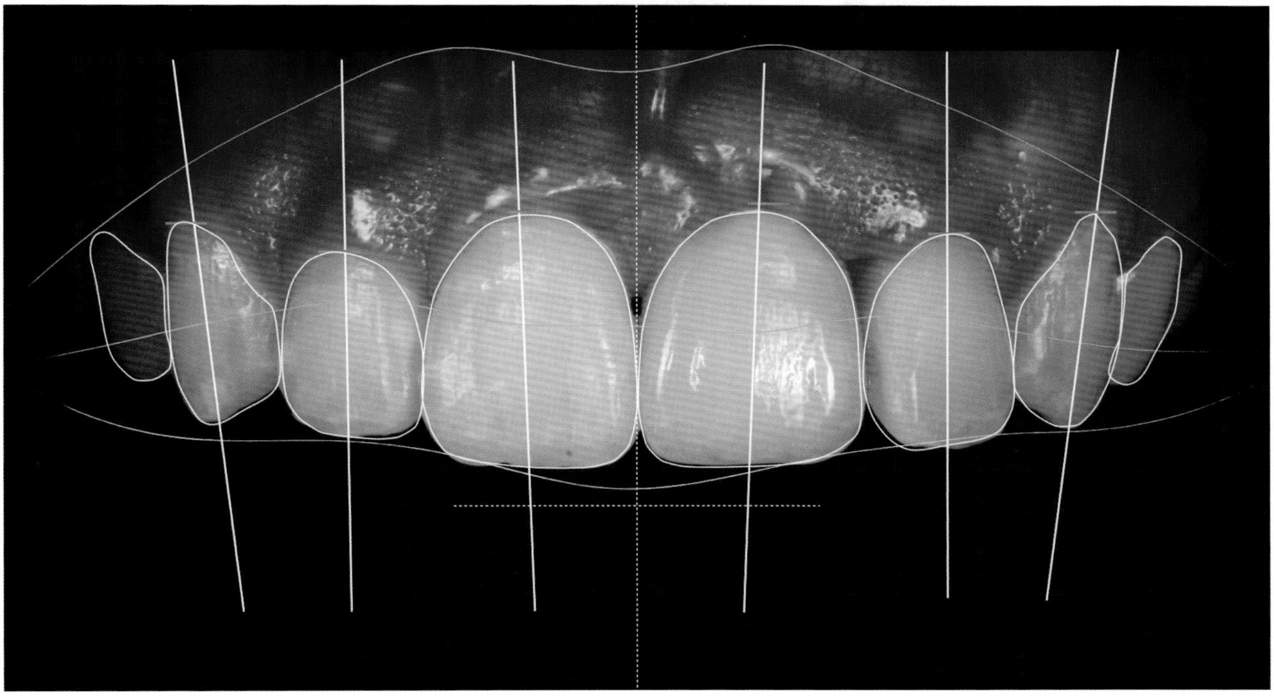

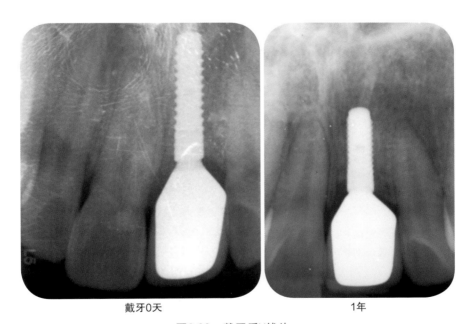

图8.88　术后美学评估，患者获得良好的美学效果。

戴牙0天　　　　　　　　　1年

图8.89　戴牙后X线片。

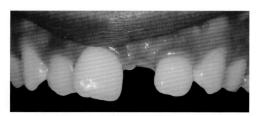

术前

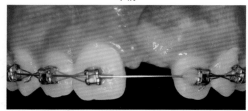

正畸中

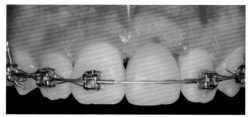

临时修复体当天

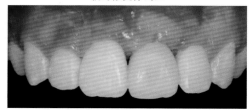

临时修复体1个月

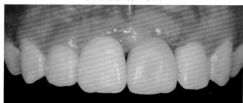

临时修复体2个月

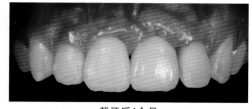

戴牙后1个月

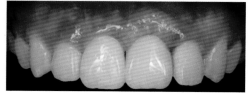

戴牙后1年

图8.90 种植术前、术中、术后对比。

讨论

治疗时机

针对美学区牙列缺损伴牙列不齐患者的治疗方案通常需要较长周期，其中包含正畸治疗、种植修复治疗及软硬组织增量手术治疗等。临床医生可选择在正畸治疗后期开始种植手术以缩短治疗周期，但常会面临患者口内佩戴正畸托槽或附件而影响修复治疗的情况。巧用数字化技术能大大降低该影响，同时还可准确复制种植体周围软组织形态。上述病例展示了使用数字化技术来辅助解决佩戴正畸托槽患者前牙美学区种植修复过程中所遇到的难题，如模型制取、种植临时修复体的设计与制作、穿龈轮廓的复制等。

软组织增量新方法——腭侧带蒂结缔组织瓣移植

腭侧带蒂结缔组织移植，是结缔组织移植的方法之一。这是一项微创的、可单独使用或作为弥补前序增量手术中不可预测的退缩技术。其具有两大特点，一是更微创，无须开辟第二术区；二是带蒂，为移植物提供充足的血供，较游离结缔组织有更高的存活率[1]。研究表明，与带蒂结缔组织移植相比，游离结缔组织移植有更高的退缩风险[2]。Abrams的腭侧翻转瓣技术（Roll-flap Technique）[3]是最先被提出的用于纠正种植体周围水平向软组织缺损的方法，该技术曾有过多次改良版[4-8]。带蒂结缔组织移植术是一项维持上前牙区域种植体周围美观效果的可靠技术，特别是在恢复软组织轮廓及外观上[9]。

数字化口腔诊疗技术用于该病例的优缺点

理想的修复体制作离不开精确的印模，传统印模法和数字化印模法均能获得较为精确的印模，而据文献报道，数字化印模法的误差小于传统印模法[10]。

数字化技术的优点主要表现为：

（1）能有效化解患者因佩戴托槽而不便进行传统印模制取的尴尬。

（2）通过制取数字化个性印模，实现临时修复体与最终修复体之间的高度可复制性。

（3）高效快捷，便于医患沟通，对修复效果随时做出更改，减少患者就诊次数，节约椅旁时间。

（4）实现数据的可重复利用性。

数字化技术的不足：3D打印或研磨制作的修复体精度仍待进一步提高。若想追求颜色及表面纹理更逼真的修复体，则需经过人工打磨、精修、上釉等步骤。

临时修复体在美学修复中的作用和数字化辅助个性化印模

固定式临时修复体在塑造种植体周围软组织轮廓中扮演重要角色[11]。完成软组织塑形后，将临时修复体的形态、穿龈轮廓等数据复制到最终修复体上是保证美学修复效果的前提[12]。多种技术已被报道用于软组织形态从临时修复体到最终修复体的转移[13-15]，常用的有利用临时修复体在口外制作个性化转移杆或将临时修复体作为转移杆使用[16]。然而，当患者佩戴托槽时，传统取模方式显得举步维艰。巧妙地运用CAD/CAM技术将临时修复体及软组织轮廓数据转移到最终修复体上，使正畸患者的美学治疗需求得以实现[17-18]。

（撒悦）

参考文献

[1] Zuhr O, Bäumer D, Hürzeler M. The addition of soft tissue replacement grafts in plastic periodontal and implant surgery: critical elements in design and execution[J]. J Clin Periodontol, 2014, 41 Suppl 15:S123-S142.

[2] Schneider D, Grunder U, Ender A, et al. Volume gain and stability of peri-implant tissue following bone and soft tissue augmentation: 1-year results from a prospective cohort study[J]. Clin Oral Implants Res, 2011, 22(1):28-37.

[3] Abrams L. Augmentation of the deformed residual edentulous ridge for fixed prosthesis[J]. Compend Contin Educ Gen Dent, 1980, 1(3):205-213.

[4] Scharf DR, Tarnow DP. Modified roll technique for localized alveolar ridge augmentation[J]. Int J Periodontics Restorative Dent, 1992, 12(5):415-425.

[5] Studer S, Naef R, Schärer P. Adjustment of localized alveolar ridge defects by soft tissue transplantation to improve mucogingival esthetics: a proposal for clinical classification and an evaluation of procedures[J]. Quintessence Int, 1997, 28(12):785-805.

[6] Barone R, Clauser C, Prato GP. Localized soft tissue ridge augmentation at phase 2 implant surgery: a case report[J]. Int J Periodontics Restorative Dent, 1999, 19(2):141-145.

[7] Hürzeler MB, von Mohrenschildt S, Zuhr O. Stage-two implant surgery in the esthetic zone: a new technique[J]. Int J Periodontics Restorative Dent, 2010, 30(2):187-193.

[8] Man Y, Wang Y, Qu Y, et al. A palatal roll envelope technique for peri-implant mucosa reconstruction: a prospective case series study[J]. Int J Oral Maxillofac Surg, 2013, 42(5):660-665.

[9] Konstantinidis IK, Siormpas KD, Kontsiotou-Siormpa E, et al. Long-term esthetic evaluation of the roll flap technique in the implant rehabilitation of patients with agenesis of maxillary lateral incisors: 10-year follow-up[J]. Int J Oral Maxillofac Implants, 2016, 31(4):820-826.

[10] Chochlidakis KM, Papaspyridakos P, Geminiani A, et al. Digital versus conventional impressions for fixed prosthodontics: A systematic review and meta-analysis[J]. J Prosthet Dent, 2016, 116(2):184-190.

[11] Wittneben JG, Buser D, Belser UC, et al. Peri-implant soft tissue conditioning with provisional restorations in the esthetic zone: the dynamic compression technique[J]. Int J Periodontics Restorative Dent, 2013, 33(4):447-455.

[12] Figueras-Alvarez O, Real-Voltas F. A method of temporarily preserving the emergence profile in implant dentistry[J]. J Prosthet Dent, 2015, 113(5):491-492.

[13] Schoenbaum TR, Han TJ. Direct custom implant impression copings for the preservation of the pontic receptor site architecture[J]. J Prosthet Dent, 2012, 107(3):203-206.

[14] Ntounis A, Petropoulou A. A technique for managing and accurate registration of periimplant soft tissues[J]. J Prosthet Dent, 2010, 104(4):276-279.

[15] Polack MA. Simple method of fabricating an impression coping to reproduce peri-implant gingiva on the master cast[J]. J Prosthet Dent, 2002, 88(2):221-223.

[16] Tsai BY. A method for obtaining peri-implant soft-tissue contours by using screw-retained provisional restorations as impression copings: a clinical report[J]. J Oral Implantol, 2011, 37(5):605-609.

[17] Monaco C, Evangelisti E, Scotti R, et al. A fully digital approach to replicate peri-implant soft tissue contours and emergence profile in the esthetic zone[J]. Clin Oral Implants Res, 2016, 27(12):1511-1514.

[18] Liu X, Liu J, Mao H, et al. A digital technique for replicating peri-implant soft tissue contours and the emergence profile[J]. J Prosthet Dent, 2017, 118(3):264-267.

【病例分享5】
美学区多学科联合修复单颗缺失牙病例2

Multidisciplinary treatment for single tooth loss in the aesthetic zone-case 2

前言

本病例为上颌美学区单颗前牙正畸与种植联合修复病例。患者左上前牙因外伤拔除2年余，未修复，影响美观，今来我院求诊。患者美学期望值中等。

初诊情况

患者基本信息

性别：男

年龄：22岁

职业：店员

主诉

上前牙外伤后影响美观发音1个月余。

现病史

患者1个月前因前牙外伤导致上前牙缺损及缺失，影响美观和发音，曾于外院行上前牙松动固定术但未修复，今来我院求诊。

既往史

1. 系统病史

否认系统病史。

2. 牙科病史（表8.15）

3. 个人社会史

患者不吸烟，不嗜酒。

家族史

无特殊。

表8.15　牙科病史调查表

牙周病史	□是 √否	正畸治疗史	□是 √否
修复治疗史	□是 √否	口腔外科治疗史	□是 √否
牙体牙髓治疗史	□是 √否	颞下颌关节治疗史	□是 √否
磨牙症	□是 √否	口腔黏膜治疗史	□是 √否
其他	无特殊		

口腔检查（图8.91和图8.92）

1. 口外检查

1.1 颌面部检查

面部比例协调，直面型，面部肤色正常。

1.2 颞下颌关节区检查

双侧关节活动度较对称，无疼痛及偏斜，开口型无偏斜，肌肉无压痛，开口度4.5cm。

2. 口内检查

2.1 牙列检查

11缺失，唇侧可见明显塌陷；12残根，叩（－），舌侧断至龈下2mm；21松动Ⅰ度，叩（－）；27唇倾，37舌倾，呈锁𬌗。

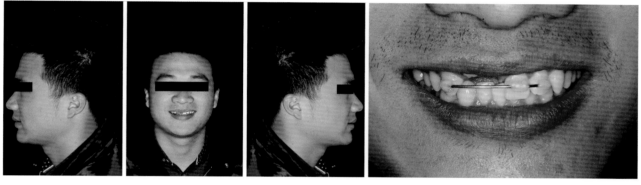

图8.91 初诊口外照与面下1/3照。

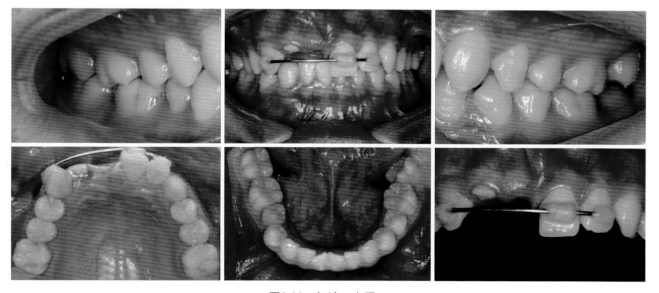

图8.92 初诊口内照。

颜色粉红色，12残根区牙龈轻度充血红肿，边缘菲薄紧贴牙颈部，质地坚韧富有弹性，中厚龈生物型。

2.2 口内一般情况检查

口内一般情况：菌斑（√）；牙石（×）；口臭（×）；溃疡/红肿/脓肿（×）。

影像学检查（图8.93）

CBCT示：

11缺失，唇舌向骨缺损明显；12根管见充填物，根尖周无暗影。

主要诊断

1. 牙列缺损。

2. 12牙体缺损。

3. 安氏Ⅱ类1分类，骨性Ⅰ类错𬌗，牙列拥挤Ⅰ～Ⅱ度。

治疗计划

1. 术前评估（图8.94和图8.95；表8.16～表8.20）

1.1 美学自评

11缺失，影响美观及发音，想要尽快恢复。

1.2 患者的要求与期望

患者接受短期缺牙期，希望尽快恢复前牙美观，并希望修复后能获得长期稳定的疗效。

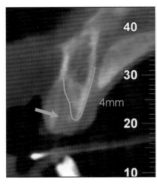
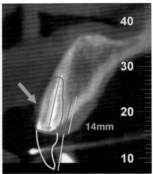

图8.93 术前CBCT。

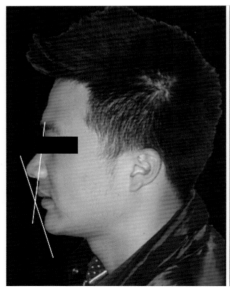
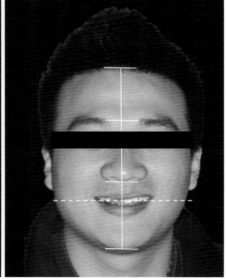

图8.94 治疗前面部分析。

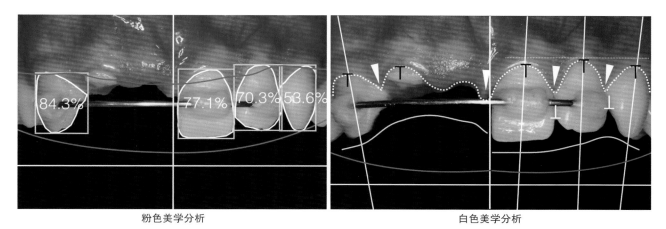

<table>
<tr><td>粉色美学分析</td><td>白色美学分析</td></tr>
</table>

图8.95　术前美学分析。

表8.16　面部分析

■正面观	
水平关系	瞳孔连线vs水平线　√平行　□右倾斜　□左倾斜 口角连线vs水平线　√平行　□右倾斜　□左倾斜
垂直关系	面中线　√居中　□右偏斜　□左偏斜
面部比例	面部1/3的比例基本相等
■侧面观	
侧面型	√正常　□凸面型　□凹面型
E线	上下唇位于E线后
唇形	√厚　□中等　□薄

表8.17　唇齿分析

息止颌位时牙齿暴露		切缘曲线与下唇关系	
	上颌4mm 下颌1mm		圆凸型
笑线		微笑宽度与牙齿暴露量	
	中位		8~10颗
唇廊		上中切牙中间线与面中线的关系	
	正常		居中
𬌗平面与口角连线的关系			
	平行		

表8.18 种植治疗整体风险评估

全身状态	免疫性疾病	□是 √否
	不可控制的糖尿病	□是 √否
	服用类固醇类药物	□是 √否
牙周情况	进行性牙周病	□是 √否
	顽固性牙周病	□是 √否
	遗传倾向	□是 √否
口腔卫生	菌斑	√是 □否
	牙石	□是 √否
咬合情况	磨牙症	□是 √否

表8.19 种植美学风险评估

风险因素	低	中	高
健康状况	健康,免疫功能正常		免疫功能低下
吸烟习惯	不吸烟	少量吸烟（<10支/天）	大量吸烟（>10支/天）
患者美学期望值	低	中	高
笑线	低位	中位	高位
牙龈生物型	低弧线,厚龈生物型	中弧线,中厚龈生物型	高弧线,薄龈生物型
牙冠形态	方圆形	卵圆形	尖圆形
位点感染情况	无	慢性	急性
邻牙牙槽嵴高度	到接触点<5mm	到接触点5.5~6.5mm	到接触点>7mm
邻牙修复状态	无修复体		有修复体
缺牙间隙的宽度	单颗牙>7mm	单颗牙<7mm	2颗牙或2颗牙以上
软组织解剖	软组织完整		软组织缺损
牙槽嵴解剖	无骨缺损	水平向骨缺损	垂直向骨缺损

表8.20 外科SAC分类评估

因素		评估	备注
全身因素	全身禁忌证	无	
	吸烟	无	
	发育因素	无	
位点因素	骨量	不充足	
	解剖风险	低	
	美学风险	高	低笑线,美学期望中等
	复杂程度	高	正畸治疗,延期种植,辅助性骨增量
	并发症风险	高	正畸效果、软硬增量效果不佳?
	负荷方案	延期种植,即刻修复	
	SAC分类	高度复杂	

2. 制订治疗计划

根据上述检查结果，拟订可选治疗方案如下：

方案一：拔除12和21，种植修复，11为桥体。

方案二：正畸牵引12，压低21，种植修复11。

方案三：12冠延长术，种植修复11。

方案四：覆盖义齿修复11、21。

向患者交代病情及可选治疗方案，同时告知患者相应的治疗程序、可能出现的并发症、预后、费用、治疗过程中及治疗结束后所需的维护及预防等相关问题，患者知情同意，选择方案二。

具体治疗计划

1. 口腔卫生宣教。

2. 全口龈上龈下洁治。

3. 12桩核修复+正畸牵引，21正畸压低。

4. 11延期种植+钛网辅助GBR+CTG。

5. 11种植二期，12冠延长术。

6. 临时冠修复，软组织基本稳定后行永久修复。

7. 定期随访、维护。

具体治疗步骤

1. 牙周治疗

1.1 口腔健康指导：口腔卫生宣教及指导。

1.2 牙周基础治疗：全口牙周洁治，控制菌斑。

2. 修复治疗

12行桩核及树脂临时修复体修复。

3. 正畸治疗

全口牙进行排列及咬合调整，牵引12，压低21，改善前牙深覆𬌗（图8.96）。

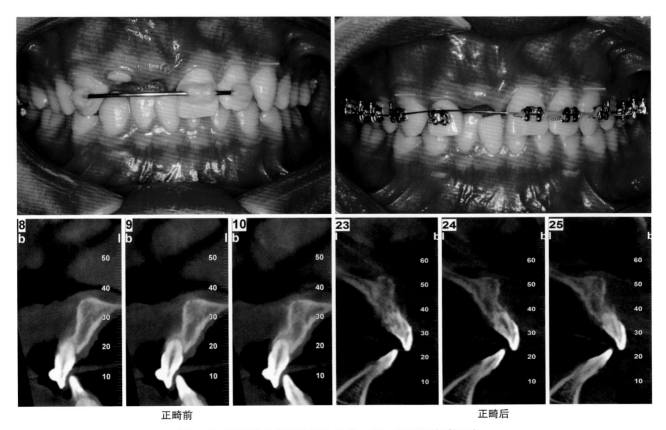

正畸前　　　　　　　　　　　　正畸后

图8.96　正畸治疗后覆𬌗发生变化，12、22牙龈高度下降。

4. 种植治疗

4.1　种植一期手术

告知患者术中及术后注意事项及可能的并发症，患者知情同意，签署知情同意书。口内外消毒。

A：Alveolar Socket Management，拔牙窝的处理原则：

因11为延期种植，拔牙窝已愈合。术中局麻下切开翻瓣，见11骨板明显塌陷，先锋钻定位，标志杆指示植入方向及深度无误后，逐级备洞，植入NobelActive® Φ3.5mm×13mm种植体1颗，安装愈合基台（图8.97）。

B：Bony Housing Management，骨弓轮廓的处理原则：

由于唇侧骨板明显凹陷，因此，同期在种植体唇侧骨板制备滋养孔，植入小颗粒低替代率的Bio-Oss®骨粉，轻度压实，放置已在口外3D打印颌骨上成形的钛网，固定钛网后，覆盖Bio-Gide®可吸收胶原膜，恢复骨弓轮廓丰满度（图8.98）。

C：Consideration of Soft Tissue Augmentation，软组织增量的考量原则：

为避免钛网暴露和增加11唇侧丰满度，种植同期在上颌前磨牙腭侧区域行一字形切口，取游离结缔组织瓣，置于11唇侧钛网外区域行软组织增量，充分减张后缝合伤口。6个月可见11唇侧丰满度明显改善（图8.99和图8.100）。

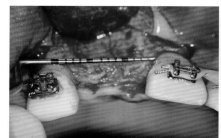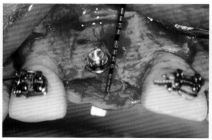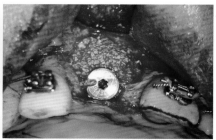

图8.97　种植一期手术：切开翻瓣、常规备洞，11位点植入NobelActive® Φ3.5mm×13mm种植体1颗。

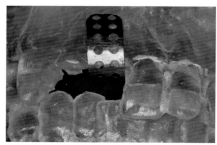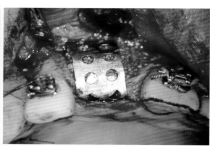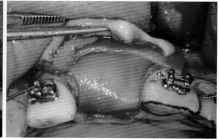

图8.98　制备滋养孔，植入Bio-Oss®骨粉，覆盖Bio-Gide®可吸收胶原膜。

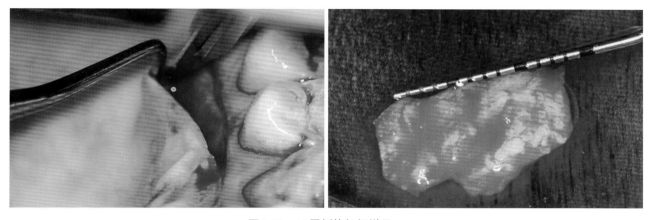

图8.99 11唇侧软组织增量。

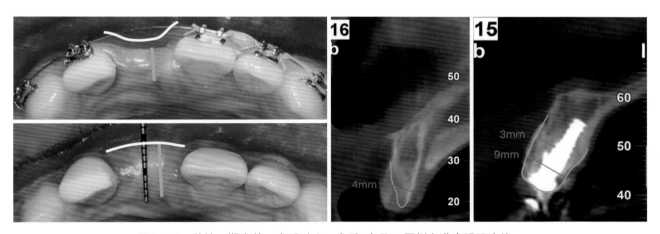

图8.100 种植一期术前、术后对比：术后6个月11唇侧丰满度明显改善。

4.2 种植二期手术

一期术后6个月，种植体骨结合稳定，术中沿11牙槽嵴顶及21近中颊侧行切口，术中切开翻瓣，取出钛网；为最终的美学效果，12利用导板行冠延长术，严密缝合创口（图8.101）。

4.3 制作种植体支持式临时修复体

D：Design & Delivery of the Prosthesis，

修复体的设计和戴牙原则：

美学区的种植修复，临时修复体恢复美观至关重要。因此，应考虑临时修复体的设计和戴入。聚醚取模制作11种植临时修复体和12树脂临时修复体，用15N的力螺丝固位21种植临时修复体，粘接固位12树脂临时修复体，调整临时修复体咬合使咬合无接触（图8.102和图8.103）。

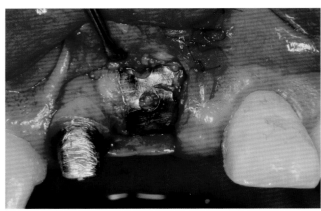
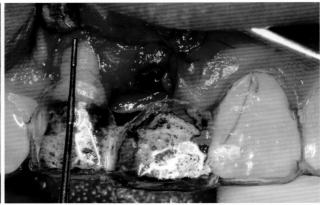

图8.101　11种植二期取出钛网，12利用导板行冠延长术。

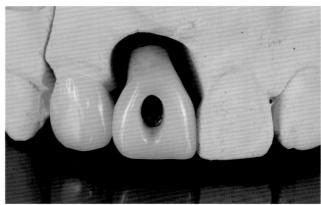
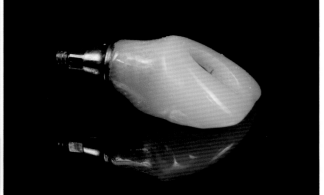

图8.102　11种植临时修复体。

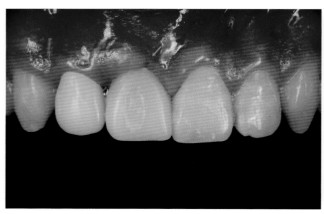
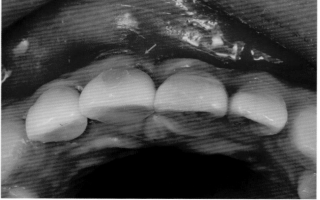

图8.103　戴入11、12临时修复体塑造龈乳头。

4.4　定期检查，评估种植体及牙龈情况

定期复诊，监测牙龈恢复情况。术后临时冠塑形牙龈，牙龈愈合良好，唇侧丰满度维持稳定。

4.5　制取终印模，制作最终修复体

D：Design & Delivery of the Prosthesis，修复体的设计和戴牙原则：

4个月后，11、12周围软组织基本趋于稳定

后拟行永久修复。口内检查见11牙冠较21宽，患者要求21行贴面修复，以达到更好的美学修复效果。取下临时修复体，12行最终牙体预备，11制作个性化转移杆来复制穿龈轮廓，21行贴面预备，聚醚取模，比色，拍摄比色照。制作最终修复体（图8.104）。

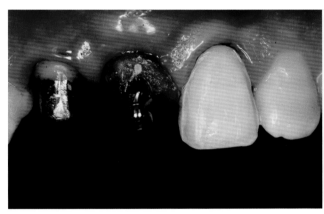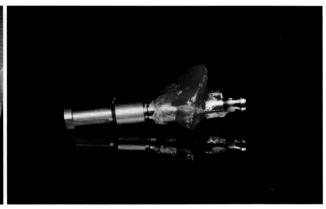

图8.104　制作个性化转移杆穿龈轮廓，制取聚醚印模。

4.6　修复体试戴及粘接

患者美观要求高，故最终选择钛基底全瓷基台及11、12氧化锆全瓷冠，21铸瓷贴面。

为尽量避免粘接剂的残留，11最终修复基台边缘应位于龈下1mm以内，将11基台以35N的力

固位，试戴11、12全瓷冠和21铸瓷贴面，调整邻接及咬合，患者满意最终美观效果。抛光，消毒，粘接固位11、12全瓷冠及21铸瓷贴面，去除多余粘接剂，保证修复体稳定预后（图8.105～图8.109）。

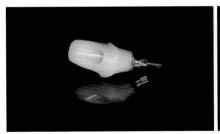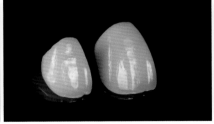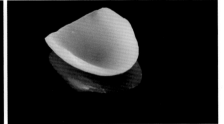

图8.105　修复体。

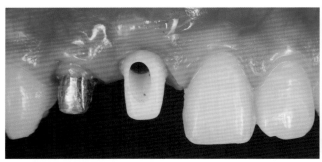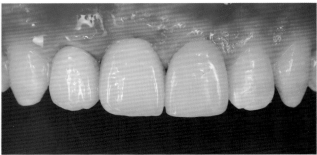

图8.106 11氧化锆基台，粘接固位。

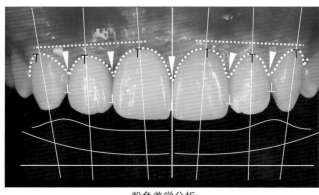

粉色美学分析　　　　　　　　　白色美学分析

图8.107 术后美学分析。

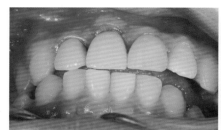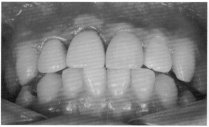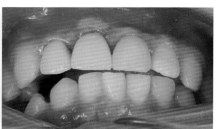

图8.108 戴牙后口内咬合照。

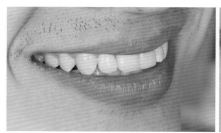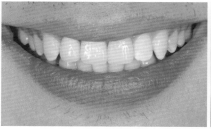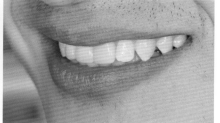

图8.109 戴牙后口外照。

5. 随访及维护

告知患者戴牙后注意事项，再次进行口腔卫生宣教，嘱定期复诊（图8.110～图8.113）。

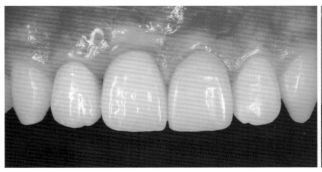
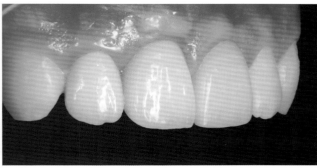

图8.110　戴牙后1个月。

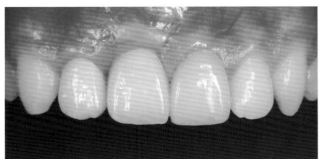
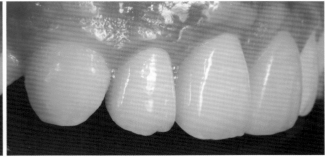

图8.111　戴牙后3个月。

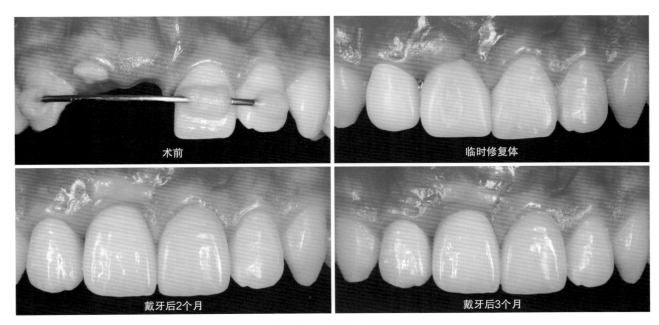

图8.112　术前、术中、术后对比。

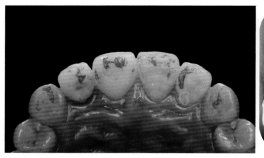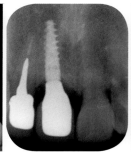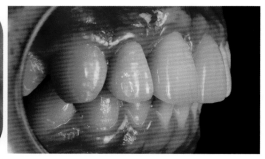

图8.113 戴牙后6个月，患者获得良好的功能及美学效果。

讨论

在本病例中，患者11脱位，12外伤导致牙折，牙槽窝已自行愈合，然而11区域出现了唇侧骨板吸收和较为明显的软硬组织的塌陷。对于上颌前牙美学区，牙拔除会不可避免地导致牙槽嵴吸收[1-2]，在前3~4个月，以腭侧和根尖区的垂直向及水平向吸收进展最为迅速[3-4]。

为了获得理想美学效果，在水平向需要采用引导骨再生（GBR）进行硬组织增量、上皮下结缔组织移植（SCTG）用于软组织增量。经过CBCT分析，我们发现患者腭侧黏膜的厚度大于3mm，可作为上皮下结缔组织移植的理想供区。SCTG移植术在增加唇侧牙龈厚度的同时，有助于稳定龈缘高度。

对于牙折后的12，其唇侧断面边缘在龈缘下2mm，故无法采用直接修复的方式。我们可以选择以下治疗方案：微创拔牙后行即刻种植；或通过正畸牵引，获得充足的垂直向软硬组织高度后，拔牙，行即刻种植；或在正畸牵引获得充足牙本质肩领后直接行桩核冠修复，待修复失败后采取种植。考虑到在两颗种植体之间重建龈乳头，难度大于在天然牙和种植体之间重建龈乳头，而且患者还非常年轻，我们最终选择了第三种方法，并保留了被动牵出的残根。这种治疗方案有利于延长修复体的整体寿命，后期也需要长期随访观察。

上下颌前牙的深覆𬌗关系会影响前牙修复的长期预后，因此正畸治疗的目标是冠向牵引12牙根，同时增大上前牙唇倾以减小覆𬌗。随后我们选择对21行贴面，11行冠修复，来协调龈乳头、龈缘曲线和瓷修复体的红白美学。

SCTG手术的必要性

一般认为，薄龈生物型相比于厚龈生物型发生龈退缩的风险更高[5]，这也为前牙种植修复带来挑战。虽然目前还没有循证依据，但至少在短期内，即刻种植中行SCTG手术可能会增加软组织的厚度和质量，从而有利于稳定修复后唇侧龈缘高度，降低牙龈退缩影响美学效果的风险。换句话说，薄龈生物型可以在某种程度上被转变而表现为厚龈生物型的形态和生物学特征[6-7]。

联合正畸治疗的适应证和禁忌证

正畸牵引被动萌出或正畸压低都是通过轻微的牵引力使得牙齿软硬组织及连接附件整体冠向移动[8]。最合适的正畸牵引力应当是轻微而恒定的，使每颗牙每月移动不超过2mm。种植前联合正畸治疗应基于健康的牙周状况。然而临床中多数情况下，会遇到牙髓病变、根折、根管治疗失

败、根尖手术失败或严重根面龋损的患牙。应注
意存在牙根粘连、牙骨质增生、未控制的慢性炎
症病变和需要手治干预的硬组织和软组织严重缺
损，是联合正畸治疗的禁忌证[9]。

（周毅　徐泽倩）

参考文献

[1] Abrams H, Kopczyk RA, Kaplan AL. Incidence of anterior ridge deformities in partially edentulous patients[J]. J Prosthet Dent, 1987, 57: 191–194.

[2] Hawkins CH, Sterrett JD, Murphy HJ, et al. Ridge contour related to esthetics and function[J]. J Prosthet Dent, 1991, 66: 165–168.

[3] Tallgren A, Lang BR, Walker GF, et al. Roentgen cephalometric analysis of ridge resorption and changes in jaw and occlusal relationships in immediate complete denture wearers[J]. J Oral Rehabil, 1980, 7: 77–94.

[4] Seibert JS. Ridge augmentation to enhance esthetics in fixed prosthetic treatment[J]. Compendium, 1991, 12: 548, 550, 552 passim.

[5] Canullo L, Rasperini G. Preservation of peri-implant soft and hard tissues using platform switching of implants placed in immediate extraction sockets: a proof-of- concept study with 12- to 36-month follow-up[J]. Int J Oral Maxillofac Implants, 2007, 22: 995–1000.

[6] Kan JY, Rungcharassaeng K, Morimoto T, et al. Facial gingival tissue stability after connective tissue graft with single immediate tooth replacement in the esthetic zone: consecutive case report[J]. J Oral Maxillofac Surg, 2009, 67: 40–48.

[7] Kan JY, Rungcharassaeng K, Sclar A, et al. Effects of the facial osseous defect morphology on gingival dynamics after immediate tooth replacement and guided bone regeneration: 1-year results[J]. J Oral Maxillofac Surg, 2007, 65: 13–19.

[8] Ingber JS. Forced eruption: part II. A method of treating nonrestorable teeth-Periodontal and restorative considerations[J]. J Periodontol, 1976, 47: 203–216.

[9] Alsahhaf A, Att W. Orthodontic extrusion for pre-implant site enhancement: Principles and clinical guidelines[J]. J Prosthodont Res, 2016, 60(3):145–155.